Peau Sans Défauts

Guide et Conseils pour une routine de
Soins Radiants de la Peau.

Par
CYNTHIA LEONARD

Tableau De Contenu

INTRODUCTION: Comprendre Votre Peau

L'anatomie de la Peau

Le plus grand organe du corps humain, la peau est cruciale pour la défense du corps contre l'environnement, le contrôle de la température et la perception sensorielle. Il a de nombreux niveaux, chacun ayant une structure et un but distincts. Un aperçu de l'anatomie de la peau est donné ci-dessous :

Épiderme:

L'épiderme de la peau est sa couche supérieure.

Le stratum corneum, qui est la couche supérieure, le stratum granulosum, la stratum spinosum, et la Stratum basale, également connue sous le nom de stratum germinativum, sont quelques-unes des sous-couches qui composent cette couche.

La majorité de l'épiderme est composée de kératinocytes, qui créent la protéine de la kératine, qui donne à la peau ses qualités tendres et imperméables.

La mélanine, un pigment qui donne à la peau sa couleur et fournit une protection contre les rayons UV, est produite par les mélanocytes, qui se trouvent dans le stratum basale. L'épiderme contient des cellules immunitaires appelées cellules de Langerhans qui aident à la défense contre les agents pathogènes.

Derme:

La couche sous l'épiderme est appelée derme et elle contient du tissu conjonctif, des vaisseaux sanguins, des nerfs et une variété de structures accessoires.

Les fibres de collagène et d'élastine qu'il contient apportent la force, la souplesse et le soutien de la peau.

Le derme contient des follicules pileux, des glandes sudoripares, des glandes sébacées *(huile)* et des terminaisons nerveuses.
En se contractant ou en s'élargissant pour stocker ou libérer de la chaleur, les vaisseaux sanguins dans le derme contrôlent la température corporelle.

Hypodermis / Tissu sous-cutané:

La couche inférieure de la peau, l'hypoderme, se trouve sous le derme. Il est composé de vaisseaux sanguins, de nerfs et de tissu adipeux *(graisse)*.

L'hypoderme sert d'isolant, aidant à contrôler la température corporelle tout en cuisinant et protégeant les composants sous-jacents.

Follicules pileux: Les follicules capillaires peuvent être vus s'étendant dans le tissu sous-cutané à partir du derme. Les glandes sébacées sont reliées à elles et elles créent des poils.

Glandes sudoripares: Ces glandes provoquent la transpiration, ce qui aide à contrôler la température corporelle et à éliminer les déchets.

Les glandes sébacées: Les glands sébacés libèrent du sébum, un matériau huileux qui hydrate et protège la peau et les cheveux contre le séchage.

Les ongles: À la base de chaque ongle, il y a une matrice d'ongles, qui est une structure spécialisée composée de kératine qui se trouve sous l'épiderme.

Artéries et nerfs:

Les artères sanguines qui aident les cellules d'alimentation et de contrôle de la température sont abondamment présents dans toute la peau.

La sensation de toucher, de chaleur, de pression et de douleur est rendue possible par les terminaisons nerveuses sensorielles dans la peau.

La structure et les fonctions complexes de la peau en font un organe essentiel pour préserver la santé et le bien-être général. Pour garder la peau saine et intacte, elle doit être soignée et protégée correctement.

Quel est votre type de peau?

Connaître votre type de peau est obligatoire pour choisir les bons produits et routines de soins de la peau, car cela peut vous aider à traiter certains problèmes et à maintenir une peau saine.

Les différentes variétés courantes de la peau, comprennent:

Peau ordinaire:

- ❖ La peau qui est normale et équilibrée, ni trop grasse ni sèche.

- ❖ Il est souvent dépourvu d'imperfections, a une texture lisse et de minuscules pores.

- ❖ La peau normale se sent généralement lâche et élastique, pas serrée ou grasse.

Peau Grasse:

- ❖ L'excès de sébum produit par la peau grasse peut entraîner une teinte brillante et des pores élargis.

- ❖ L'acné et le tétanos sont plus fréquents chez les personnes ayant une peau grasse.

- ❖ Un bon régime de soin de la peau peut réduire la production excessive d'huile et arrêter les boutons.

Peau sèche:

- ❖ En l'absence d'humidité, la peau sèche peut se sentir serrée, fléchie ou rayée.

- ❖ Il pourrait être plus sensible, sujet à l'irritation, et sujet à la rougeur.

- ❖ Les hydratants et les crèmes hydratantes sont essentiels pour traiter la peau sèche.

Type de Peau: Combinaison

Un mélange de plusieurs types de peau sur différents endroits du visage est connu sous le nom de peau combinée.

Les joues peuvent être sèches ou normales, mais la zone T *(l'avant, le nez et le menton)* est souvent grasse.

Les soins de la peau adaptés sont nécessaires pour traiter à la fois les régions grasses et sèches.

Sensibilité de la peau:

La rougeur, la douleur et l'irritation sont fréquentes avec la peau sensible.

Différents produits de soins de la peau et variables environnementales peuvent avoir un effet néfaste sur elle.

Pour les peaux sensibles, des produits doux, sans parfum et hypoallergéniques sont souvent recommandés.

La peau sujette à l'acné:

La peau qui est sujette à l'acné est plus susceptible d'éclater fréquemment et de produire des kystes, des blancs, des noirs et des boutons.

Les stratégies de gestion de l'acné comprennent un lavage approprié et des substances anti-acné.

Vieillissement / Maturité de la peau:

Les changements de peau liés à l'âge tels que les lignes fines, les rides et le manque de souplesse sont visibles dans la peau mûre.

Le rétinol et l'acide hyaluronique sont deux substances anti-âge qui peuvent aider à résoudre ces problèmes.

Peau déshydratée:

Même si la peau n'est pas nécessairement sèche, la peau déshydratée est dépourvue de liquides.

Ça peut paraître ennuyeux et resserrer les épaules. La déshydratation peut être traitée avec des produits hydratants et une consommation d'eau abondante.

Type de Peau: Normal à Sensible

Ce type de peau combine une faible sensibilité avec une peau normale. Les personnes qui tombent dans ce groupe peuvent parfois devenir rouges ou irritées.

Peau prédisposée à la rosacée:

La rosacée est un trouble de la peau qui provoque le rinçage du visage, la rougeur et les vaisseaux sanguins visibles.

Les symptômes de la rosacée peuvent être gérés avec l'utilisation de certains produits et traitements de soins de la peau.

Vous pouvez développer un régime de soins de la peau personnalisé qui répond à vos besoins en connaissant votre type de peau et les conditions de peau particulières que vous avez.

Pour maintenir une peau saine et lumineuse, il est important de choisir des composants et des produits adaptés à votre type de peau.

Parlez-en à un dermatologue ou à un expert en soins de la peau pour obtenir des conseils et des suggestions si vous n'êtes pas sûr de votre type de peau ou si vous avez des problèmes particuliers en matière de soins.

Problèmes de Peau Courants

Les personnes de différents âges et niveaux socio-économiques s'inquiètent souvent des problèmes de peau. Quelques-unes des conditions de peau les plus typiques sont:

Acné: L'acné est une maladie de la peau courante qui se développe lorsque les cellules pétrolières et mortes bloquent les follicules pileux. Avec elle, les boutons, les noirs et les blancs sont souvent le résultat. Elle peut être mineure ou sévère.

Écurie: Une collection de maladies de la peau connues sous le nom d'eczéma *(dermatite)* créer rouge, démangeaisons et la peau enflammée. De nombreuses choses, y compris les allergènes, les irritants et l'hérédité, peuvent la causer.

Psoriasis: Le psoriasis est un trouble auto-immune à long terme qui entraîne une rotation rapide des cellules de la peau et le développement de zones épaisses et écaillées de peau. Il se manifeste souvent sous forme de plaques de couleur rouge élevé qui sont revêtues d'échelles argentées.

La rosacée est un trouble de la peau à long terme qui provoque des rougeurs du visage, des éclaboussures et des vaisseaux sanguins clairement visibles. Dans certaines situations, il peut également entraîner l'acné et l'inconfort oculaire.

La dermatite est un terme large pour l'irritation de la peau qui peut être causée par des allergies *(dermatite allergique)* ou le contact avec des irritants *(contact dermatitis)*. Les savons, les détergents et certaines plantes sont des irritants courants.

Hives (Urticaria): Les hivers sont des vergetures rouges, démangeaisons qui peuvent se produire rapidement et sont souvent provoquées par le stress ou une réaction allergique. Ils disparaissent normalement de quelques jours à quelques heures.

Les infections cutanées peuvent être causées par des infections bactériennes, virales ou fongiques. Impétigo, herpès, ringworm et cellulite sont quelques exemples typiques.

Le papillomavirus humain *(VPH)* est le virus qui provoque les verrues, qui sont des croissances non cancéreuses. Ils peuvent affecter de nombreuses zones différentes du corps et sont souvent infectieux.

Brûlures: Une exposition excessive aux rayons ultraviolets *(UV)* du soleil peut entraîner des brûlures solaires, ce qui provoque une peau rouge et démangeaison et augmente le risque de développer un cancer de la peau.

Cancer de Peau: Le cancer de la peau, tels que le mélanome, le carcinome basocellulaire et le cancer à cellules squameuses, peuvent survenir par l'exposition répétée à la lumière du soleil ou d'autres causes. Le traitement et le diagnostic précoce sont essentiels.

Peau sèche: Les causes environnementales, le vieillissement ou les problèmes médicaux sous-jacents peuvent tous contribuer à la peau sèche. Il peut causer des douleurs, des fléchissements et des irritations.

Réactions allergiques: Lorsqu'ils sont exposés à des allergènes, tels que des aliments, des médicaments ou des contaminants environnementaux, certaines personnes peuvent avoir des réactions cutanées telles que des crampes, une éruption cutanée ou des démangeaisons.

Cicatrices et chéloïdes: Les blessures ou les opérations médicales peuvent laisser des cicatrices derrière. Les chéloïdes sont des cicatrices élargies et élevées qui se sont développées à l'extérieur du site d'incision initiale.

Changements de la peau provoqués par le vieillissement: À mesure que les individus vieillissent, leur peau change naturellement pour inclure des rides, des lignes fines, des taches de fléchissement et d'âge.

Un dermatologue ou un autre professionnel de la santé doit être consulté pour un diagnostic précis et un cours de thérapie pour les affections de la peau.

Les médicaments, les modifications du mode de vie et les pratiques de soins de la peau appropriées peuvent gérer ou traiter une variété de troubles cutanés. En outre, maintenir une peau saine en général et utiliser une protection solaire adéquate peut aider à prévenir plusieurs problèmes de peau.

L'importance d'une Alimentation Saine pour la Peau

Le maintien de la santé et de l'apparence de votre peau nécessite un régime alimentaire nutritif. Le plus grand organe de votre corps, votre peau agit comme une barrière contre les éléments externes nocifs comme le rayonnement UV, la pollution et les infections.

Pour que la peau fonctionne correctement, une nutrition adéquate est nécessaire. Pour maintenir une bonne peau, un régime alimentaire équilibré est crucial pour les raisons suivantes:

Fourniture de nutriments : Les acides gras essentiels, les vitamines, les minéraux et autres éléments nutritifs sont tous nécessaires pour une peau saine. Ces vitamines et minéraux assurent un aspect jeune en réparant et en régénérant les cellules de la peau et en préservant la souplesse.

Les vitamines A, C, E et K, le zinc, le sélénium et les acides gras oméga-3 sont des nutriments typiques pour la peau.

Production de collagène: Le collagène est une protéine qui donne à la peau son appui structurel. La production de collagène dépend de la vitamine C, qui est présente dans les fruits et les légumes. Les aliments riches en vitamine C peuvent aider à prévenir les rides et la chute de la peau.

Une hydratation adéquate est nécessaire pour une peau saine. En équilibrant les niveaux d'humidité de la peau, l'eau aide à éviter la sécheresse, la flatulence et le développement de rides fines.

Votre peau peut rester hydratée de l'intérieur à l'extérieur en buvant suffisamment d'eau et en

mangeant des repas comme des fruits et des légumes
qui sont riches en eau.

Les antioxydants contenus dans certains aliments, tels
que le bêta-carotène, le lycopène et les polyphénols,
peuvent aider à protéger la peau des dommages
causés par les rayons UV. Les coups de soleil, le risque
de cancer de la peau et le vieillissement prématuré
sont toutes des conséquences de l'exposition au
rayonnement UV.

Le thé vert, les tomates et d'autres aliments riches en
ces antioxydants, y compris les carottes, peuvent
fournir une protection solaire naturelle.

Contrôle de l'inflammation: Les affections de la peau, y
compris l'eczéma, le psoriasis et l' eczéma peuvent
tous être attribués à une inflammation chronique.
Alors qu'un régime riche en aliments

Anti-inflammatoires tels que les fruits, les légumes et
les acides gras oméga-3 peuvent aider à réduire
l'inflammation de la peau, un régime élevé dans les
aliments transformés, les sucreries et les mauvaises
graisses peut en fait augmenter l' inflammation.

Guérison des plaies: L'apport en protéines doit être
suffisant pour la restauration de la peau et la

cicatrisation de la plaie. Les blocs de construction pour la synthèse du collagène et de nouveaux tissus cutanés sont fournis par les protéines. Votre alimentation devrait inclure des sources maigres de protéines telles que les viandes maigres, la volaille, le poisson et les lentilles.

Problèmes de peau: L'alimentation d'une personne peut avoir un impact sur certains problèmes de peau, comme l'acné. Certaines personnes peuvent éprouver un soulagement de certains troubles de la peau en évitant certains aliments déclencheurs ou des allergènes, même si la connexion entre l'alimentation et les affections cutanées est compliquée et varie d'une personne à l'autre.

CHAPITRE 2: Comment le Régime Affecte Votre Peau

La santé et l'apparence de votre peau sont fortement influencées par votre alimentation. La santé générale, la texture et l'apparence de votre peau peuvent être affectées par ce que vous consommez à la fois de bonnes et de mauvaises manières. Certains effets de la nutrition sur la peau sont:

Hydratation: Garder votre peau hydratée nécessite de boire suffisamment d'eau chaque jour. La déshydratation peut provoquer une peau sèche et floue et accentuer les rides et les lignes fines. Une forme saine et une peau douce sont maintenues avec une hydratation adéquate.

Ingestion Nutritive: Consommer un régime alimentaire bien équilibré et riche en nutriments nécessaires est la clé pour avoir une bonne peau. Plusieurs nutriments essentiels sont:

- *Vitamines:* Les vitamines A, C et E aident à la formation de collagène, à la régénération de la peau et à la défense contre les dommages environnementaux.

- ***Acides gras oméga-3:*** Ces bonnes graisses, qui peuvent être trouvées dans les poissons, les graines de lin et les noix, peuvent réduire l'inflammation et garder l'humidité dans la peau.

- ***Antioxydants:*** Les aliments riches en antioxydant, tels que les fruits, les légumes et le thé vert, combattent les radicaux libres, qui peuvent accélérer le processus de vieillissement et nuire à la peau.

- ***Zinc:*** Le zinc favorise la récupération de la peau et aide à contrôler la production d'huile.

Inflammation: Certains régimes, en particulier ceux riches en sucre, en glucides raffinés et en graisses saturées, peuvent provoquer une inflammation du corps. L'inflammation chronique peut accélérer le vieillissement de la peau et aggraver les maladies cutanées comme la rosacée et l'acné.

Indice glycémique: Les repas ayant un indice glycémique élevé, tels que les repas transformés et les aliments sucrés, peuvent provoquer un saut des niveaux de sucre dans le sang. Ces augmentations peuvent causer plus d'huile à être produite, ce qui peut aggraver l'acné.

Sensibilités alimentaires et allergies: Certaines personnes peuvent avoir des réactions cutanées, telles que les verrues ou l'eczéma, qui sont provoquées par certaines allergies alimentaires ou sensibilités. La santé de la peau peut être améliorée en identifiant et en évitant certains aliments déclencheurs de votre alimentation.

Production de Collagène: Le collagène est une protéine qui maintient la peau élastique et jeune. Les viandes maigres, le saumon et le soja sont des exemples d'aliments riches en acides aminés qui peuvent aider à la formation de collagène.

Café et alcool: Boire trop de café et d'alcool peut provoquer la déshydratation et dilater les vaisseaux sanguins, ce qui peut aggraver les problèmes tels que la rougeur et le gonflement.

Ingestion de sel: Une consommation élevée de sel peut provoquer une rétention d'eau, ce qui peut entraîner des yeux gonflés et un look gonflé.

Suppléments alimentaires: Pour promouvoir la santé de leur peau, certaines personnes prennent des suppléments comme la biotine, le collagène ou la vitamine E. Cependant, il est essentiel de parler à un médecin avant de prendre des suppléments, car trop d'entre eux peuvent avoir des conséquences négatives.

Allergies alimentaires et acné: Pour certains individus, manger des repas avec un indice glycémique élevé ou ceux contenant des produits laitiers peut aggraver leur acné. Le lien entre la nutrition et l'acné, cependant, diffère d'une personne à l'autre.

Une alimentation équilibrée consistant en une gamme d'aliments riches en nutriments, beaucoup d'eau et une consommation modérée d' aliments transformés et sucrés aident à maintenir une peau saine et jeune.

Il est important de garder à l'esprit que différentes personnes peuvent avoir des sensibilités différentes de la peau à certains aliments, de sorte que l'observation de la façon dont votre peau réagit à votre alimentation peut vous aider à prendre des décisions sur mesure pour améliorer la santé de votre peau.

Il est conseillé de demander conseil à un dermatologue ou à un autre fournisseur de soins de santé si vous avez certaines affections cutanées ou des problèmes.

Nutriments essentiels pour la santé de la peau

Une alimentation nutritive équilibrée est nécessaire pour maintenir une bonne peau. Ces nutriments ont un certain nombre de fonctions qui soutiennent la santé de la peau, y compris la guérison de peau endommagée par le soleil, la protection contre les dommages UV et le maintien d'une peau jeune et hydratée.

Les nutriments suivants sont essentiels pour une peau saine :

Vitamine C: La vitamine C est un antioxydant qui aide à défendre la peau contre les dommages des radicaux libres causés par les polluants et les rayons UV. En outre, il favorise la synthèse du collagène, qui est nécessaire pour la fermeté et la souplesse de la peau. Les aliments riches en vitamine C comprennent le brocoli, les poivrons, les fraises, les agrumes et les pommes de terre.

Vitamine E: Un autre antioxydant puissant, la vitamine E peut réduire les effets du vieillissement et protéger la peau des dommages oxydatifs. Avocats, épinards, noix, graines et graines sont d'excellentes sources de vitamine E.

Vitamine A: La vitamine A est essentielle pour la croissance et le maintien des cellules de la peau. Il réduit la possibilité d'acné et aide à prévenir la sécheresse de la peau. Les légumes à feuilles foncées, les pommes de terre douces et les carottes contiennent tous du bêta-carotène, que l'organisme peut convertir en vitamine A.

Vitamine D: La vitamine D favorise la santé de la peau en général et peut être utilisée pour traiter le psoriasis. L'exposition au soleil, les repas fortifiés et les suppléments sont tous les moyens de l'obtenir.

Acides gras oméga-3: Ces bonnes graisses soutiennent la barrière lipidique de la peau, ce qui maintient la peau hydratée et empêche la perte d'humidité. Les noix, les graines de lin et les poissons gras *(comme le saumon et le macarons)* sont d'excellents fournisseurs d'oméga-3.

Zinc: Le zinc est nécessaire pour la réparation de la peau et peut réduire les symptômes de l'acné. En outre, il favorise la croissance des cellules propres de la peau. Les haricots, les grains entiers et les noix sont des aliments riches en zinc.

Biotine: également appelée vitamine H, la biotine est nécessaire pour une peau forte et saine, les cheveux et les ongles. La biotine se trouve dans les grains entiers, les œufs et les noix.

La protéine appelée collagène : le collagène donne la structure de la peau. Consommer des repas riches en acides aminés tels que la glycine, la proline et la lysine peut stimuler la formation de collagène même si le Collagène ne peut pas être obtenu directement à partir de l'alimentation. Ces acides aminés peuvent être trouvés dans le bouillon d'os, la volaille, le poisson et les haricots.

Rester hydraté est essentiel pour maintenir une peau saine. L'eau maintient l'équilibre naturel de l'humidité de la peau sous contrôle et la garde à paraître souple et jeune.

Antioxydants: Le bêta-carotène et le sélénium, en plus des vitamines C et E, peuvent aider à prévenir les dommages à la peau. Le bêta-carotène se trouve dans les fruits et légumes orange et jaune, tandis que le sélénium se retrouve dans les noix du Brésil.

Le silicium: Un tracé minéral connu pour améliorer l'hydratation de la peau et la souplesse est le silicium.

L'avoine, le riz brun et les grains entiers en contiennent.

Protéines: Les protéines sont nécessaires pour la synthèse du collagène et de l'élastine, deux substances qui préservent la fermeté et la souplesse de la peau. Inclure des sources de protéines maigres dans votre alimentation, comme le poulet, le poisson, le tofu et les lentilles.

Les aliments à éviter pour une meilleure peau

Alors que certains aliments peuvent aggraver les conditions de la peau ou provoquer des ruptures, d'autres peuvent encourager une peau lisse et saine.

Les repas suivants doivent être évités pour une peau saine:

Aliments sucrés: Consommer des quantités excessives de sucre peut provoquer une inflammation et une glycation, ce qui détruit le collagène et l'élastine et provoque un vieillissement précoce et de l'acné. Limiter votre consommation de bonbons, de boissons et de collations sucrées.

Aliments transformés: Les aliments qui ont été fortement transformés comprennent souvent des produits chimiques artificiels, des conservateurs et des graisses trans nocives qui peuvent aggraver l'acné et provoquer une irritation de la peau. Au lieu de cela, choisissez des repas complets et non adultérés.

Produits laitiers: Pour certains individus, les produits laitiers déclenchent l'acné ou aggravent les problèmes de peau préexistants. Essayez de passer à des substituts sans produits laitiers comme le lait d'amande ou le yaourt à la noix de coco si vous pensez que le lait pourrait être un problème.

Aliments à haute glycémie: Les aliments à index glycémique élevé, tels que le pain blanc, les céréales sucrées et le riz blanc, peuvent provoquer une augmentation des niveaux de sucre dans le sang, ce qui peut aggraver l'acné et d'autres conditions de la peau.

Mesures frites: Les repas frites contiennent souvent des graisses nocives qui peuvent aggraver les conditions de la peau et l'irritation. Au lieu de cela, allez pour les techniques culinaires comme la cuisson, la vapeur ou le grillage.

Cuts de viande grasse: Consommer régulièrement des viandes grasses peut augmenter la production de sébum, provoquer une inflammation et même aggraver l'acné. Choisissez des coupes de viande plus maigres ou pensez à obtenir votre protéine des plantes.

Alcool: L'alcool peut provoquer la déshydratation de la peau et l'élargissement des vaisseaux sanguins, ce qui la rend rouge et gonflée. En outre, une consommation excessive d'alcool peut refuser à votre corps certains nutriments nécessaires à une bonne peau.

La caféine: Alors que les quantités modestes sont généralement bon, trop de caféine va sécher votre peau. Assurez-vous de boire beaucoup d'eau en plus de toute caféine que vous pouvez consommer.

Mesures épicées: Les repas épicés peuvent augmenter le flux sanguin de la peau, causant une irritation possible et une rougeur accrue de la pelle. Si vous voyez que manger des aliments épicés rend votre état de la peau pire, vous voudrez peut-être réduire votre consommation.

Sel: Trop de sel peut provoquer une rétention d'eau et un gonflement, ce qui peut nuire à l'apparence de votre peau. Surveillez la quantité de sel que vous consommez, surtout si vous avez tendance à gonfler facilement.

Aliments qui sont allergènes: certaines personnes peuvent être allergiques ou sensibles à certains aliments, tels que les noix, les coquillages ou le gluten, qui peuvent apparaître comme des problèmes de peau. Consultez un fournisseur de soins de santé si vous pensez qu'un certain régime alimentaire est la source de vos problèmes de peau.

Envisagez de remplacer les produits proches de la peau dans votre alimentation pour ces repas qui irritent la peau. Les fruits, les légumes, les viandes maigres et les grains entiers sont des exemples d'aliments riches en antioxydants, en vitamines et en minéraux qui aident à améliorer la peau brillante.

En outre, le maintien de la santé de votre peau dépend de consommer suffisamment d'eau pour rester hydraté.

CHAPITRE 3: Routine quotidienne de soins de la peau

Nettoyer votre peau

Tout programme de soins de la peau devrait commencer par le nettoyage de votre peau. Il aide à maintenir votre peau propre et claire en éliminant la saleté, l'huile, le maquillage et d'autres polluants de sa surface.

En plus de réduire le risque d'infections cutanées, le lavage approprié peut également aider d'autres produits de soins de la peau à fonctionner mieux. Voici comment laver efficacement votre peau:

Sélectionnez le nettoyeur correct:

Identifiez le meilleur nettoyant pour votre type de peau. Il existe des nettoyeurs conçus pour la peau combinée, sèche, sensible et grasse. Si vous avez des doutes, vous pouvez demander conseil à un dermatologue.

Nettoyer vos mains

Assurez-vous que vos mains soient propres avant de toucher votre visage pour empêcher la propagation de la saleté ou des germes à votre peau.

Enlevez le maquillage si nécessaire :

Si vous utilisez du maquillage, enlevez-le soigneusement avant le nettoyage en utilisant de l'eau micellaire ou un démaquillant. Cela garantit que votre nettoyant peut correctement enlever le maquillage ainsi que nettoyer votre peau.

Renouveler votre visage:

Pour hydrater votre visage, donnez-lui une goutte d'eau tiède. Utilisez de l'eau froide plutôt que chaude puisque l'eau chaude peut sécher votre peau en enlevant ses huiles naturelles.

Utiliser un nettoyeur :

Appliquez doucement une petite quantité du nettoyant de votre choix sur votre visage. Appliquer avec vos doigts dans un mouvement circulaire vers le haut. Il convient d'éviter de frotter ou d'épiler strictement, car cela pourrait irriter la peau.

Nettoyer complètement:

Faites attention à la zone T, qui se compose du menton, du front et du nez. Soyez prudent autour de la zone sensible de l'œil. Il est important de bien se laver le cou puisqu'il est souvent oublié.

Rincer:

Assurez-vous de rincer complètement le nettoyant de votre peau avec de l'eau tiède. Un résidu qui est laissé sur la peau peut l'irriter.

Séchage:

Appliquer un tissu propre et doux sur votre visage et le patter doucement. Évitez de toucher votre peau car cela peut entraîner des frictions et des dommages éventuels.

Ajouter le toner par la suite *(facultatif)*:

Pour équilibrer le pH de la peau, certaines personnes préfèrent utiliser un toner après le nettoyage. Si vous décidez d'utiliser un toner, utilisez un coton ou vos doigts pour l'appliquer.

Humidité:

Appliquer un hydratant adapté à votre type de peau après le nettoyage et, si nécessaire, la tonification. Votre peau conserve et conserve l'humidité lorsque vous hydratez.

Utiliser de la crème solaire le matin:

Appliquez une crème solaire à large spectre après avoir nettoyé votre visage le matin pour protéger votre peau des dommages des rayons UV.

Pour garder une bonne peau, vous devez laver votre visage deux fois par jour – le matin et juste avant la nuit. Vous pouvez obtenir un visage lumineux et beau en lavant régulièrement votre peau et en la combinant avec d'autres routines de soins de la peau comme l'exfoliation et une hydratation suffisante. En outre, n'oubliez pas les troubles de la peau particuliers ou les problèmes que vous pourriez avoir, car ceux-ci peuvent nécessiter des procédures de lavage spécialisées ou des produits.

Choisir le bon nettoyeur

Une partie cruciale de tout régime de soin de la peau est de choisir le nettoyant approprié pour votre visage. Sans irriter votre peau ni perturber son équilibre naturel, le nettoyant approprié peut aider à éliminer la saleté, le maquillage, l'excès d'huile et les polluants de votre peau.

Quelques suggestions pour vous aider à choisir le meilleur nettoyant pour votre visage:

Prévoir votre type de peau:

- À quel point votre peau est-elle grasse, sèche, combo, sensible ou normale? Le type de nettoyant qui vous convient le mieux peut dépendre de votre type de peau.

- Un nettoyant mousseux ou gel peut être bénéfique pour la peau grasse.

- Un nettoyant crème ou hydratant peut être préféré par la peau sèche.

- Utilisez un nettoyant doux et bien équilibré pour la peau combinée.

- Un nettoyant qui est hypoallergénique, sans parfum, ou doux est nécessaire pour la peau sensible.

Garder les ingrédients durs:

Cherchez un nettoyant dépourvu de substances dures telles que les sulfates *(SLS, SLES)*, l'alcool et les parfums artificiels car ceux-ci peuvent irriter votre peau et la priver de ses huiles naturelles.

Nettoyeurs à pH équivalent:

Il est crucial pour la santé de votre peau de préserver le manteau acide naturel en utilisant un nettoyant équilibré par le pH *(pH 5.5)*. Votre peau ne deviendra pas trop acide ou alcaline grâce à elle.

Examinez vos objectifs de soins de la peau:

Choisir un nettoyant qui traite de vos problèmes de soins de la peau particuliers, comme l'acné, le vieillissement ou l'hyperpigmentation, peut être une bonne idée.

Par exemple, un nettoyeur contenant de l'acide salicylique peut aider la peau qui est sujette à l' acné, tandis qu'un nettoyant contenant d'antioxydants peut être bénéfique pour une peau qui vieillit.

Asthme et sensibilités:

Lisez attentivement la liste des ingrédients si vous avez des allergies ou des sensibilités à une substance particulière. Cherchez des produits avec des étiquettes qui disent qu'ils sont hypoallergéniques ou sûrs pour la peau qui est sensible.

Test de patch:

Effectuer un test de patch sur une petite zone de la peau avant d'utiliser un nouveau nettoyant pour votre visage complet pour vérifier les réactions négatives ou les allergies.

Formulation et texture:

Prenez en compte la texture et la composition du nettoyant. Les nettoyants à la crème sont hydratants, tandis que ceux à la mousse peuvent être plus énergisants. L'eau micellaire est une alternative douce pour l'élimination rapide du maquillage, tandis que les nettoyeurs de gel sont appropriés pour la peau grasse.

Protection solaire:

Certains produits de nettoyage peuvent inclure des composants de protection solaire supplémentaires pour une protection accrue, mais ce n'est pas un substitut pour l'utilisation d'un écran solaire réel. Utilisez une autre crème solaire tout au long de la journée à tout moment.

Budget:

Le coût des articles de soins de la peau peut varier considérablement. Choisissez un nettoyant qui est dans votre gamme de prix et satisfait encore à vos exigences de soin de la peau.
Obtenez les conseils d'un dermatologue:

Envisagez de consulter un dermatologue si vous avez des problèmes de peau compliqués ou des troubles. En fonction des besoins particuliers de votre peau, ils peuvent fournir des conseils sur mesure.

N'oubliez pas qu'un bon nettoyant n'est qu'une composante de votre régime de soin de la peau. Pour une prise en charge complète de la peau, utilisez un hydratant approprié et une crème solaire par la suite. Pour obtenir les meilleurs résultats, utilisez votre nettoyant choisi tous les jours dans le cadre de votre régime de soin de la peau; la cohérence est également importante.

Techniques de nettoyage appropriées

Un lavage approprié est essentiel pour une routine de soin de la peau, car il aide à nettoyer la peau des débris, de l'huile, du maquillage et des polluants. Pour assurer un nettoyage approprié, commencez par vous laver les mains avec du savon et de l'eau avant de toucher votre visage.

Choisissez un nettoyant adapté à votre type de peau, comme les nettoyants d'eau micellaire, gel, crème ou mousse. Pour les peaux sensibles, utilisez un nettoyant doux sans parfum.

Utilisez de l'eau tiède au lieu d'eau chaude pour éviter de sécher la peau et d'en éliminer les huiles naturelles. Enlevez le maquillage d'abord en utilisant un démaquillant ou de l'huile de lavage pour éviter les pores bloqués.

Appliquez doucement le nettoyant sur votre visage, en évitant trop d'épuration. Concentrez-vous sur les zones clés comme le front, le nez, le menton *(zone T)* et la région de la ligne de cheveux.

Utilisez un outil exfoliant doux ou une brosse de lavage du visage en silicone doux pour un nettoyage amélioré. Rincez votre visage avec de l'eau tiède et assurez-vous qu'aucun résidu de nettoyant ne reste.

Après le nettoyage, essuyez doucement votre visage avec un chiffon propre. Appliquer un toner pour équilibrer les niveaux de pH et un hydratant pour étancher l'humidité.

Idéalement, lavez votre visage deux fois par jour, soit le matin ou avant le coucher. Exfoliez votre peau 1-2 fois

par semaine, en fonction de votre type de peau, avant
d'utiliser des produits de soins de la peau
supplémentaires pour éliminer les cellules mortes de
la pelle.

Évitez d'excès de nettoyage pour maintenir les huiles
naturelles de la peau et prévenir la sécheresse.
Personnalisez votre régime de soins de la peau pour
votre type de peau unique et les problèmes.

CHAPITRE 4: Exfoliation - Enlèvement des cellules mortes de la peau

Avantages de l'exfoliation

L'exfoliation est la procédure utilisée pour éliminer les cellules mortes de la surface de votre peau. Il a un certain nombre d'avantages pour l'état et l'apparence de votre peau.

Voici quelques-uns des principaux avantages de l'exfoliation:

Texture améliorée de la peau: L'exfoliation fait que votre peau se sent plus douce et a l'air plus lumineuse en aidant à lisser la texture de peau rugueuse et inégale.

Clarté améliorée de la peau: L'exfoliation peut améliorer la clarté de la pelle et réduire l'apparition de taches, l'acné et les tétanos en éliminant les cellules de peau mortes et en déverrouillant les pores.

Augmentation du chiffre d'affaires des cellules de la peau : L'exfoliation améliore le processus naturel de renouvellement de la pelle en encourageant la formation de nouvelles cellules saines. Cela peut rendre votre peau plus jeune et plus dynamique.

Réduction des lignes fines et des rides: En augmentant la synthèse du collagène et la complétude de la peau, l'exfoliation régulière peut aider à réduire l'apparition des lignées fines et les rides.

Meilleure absorption du produit: La peau qui vient d'être exfoliée est plus réactive aux produits de soins de la peau, ce qui permet aux sérums, aux hydratants et à d'autres traitements d'absorber plus profondément et de être plus efficace.

Composition plus lumineuse : L'exfoliation peut aider à éliminer la nudité, l'hyperpigmentation et les taches sombres, ce qui entraîne un tonus de peau plus léger et plus uniforme.

Ingrown Hair Prévention: Exfoliation de la peau avant le rasage ou la cire peut aider à prévenir les cheveux ingrat en enlevant tout obstacle à la croissance des cheveux.

Huile réduite: L'exfoliation peut réduire la production excessive d'huile, ce qui est particulièrement avantageux pour ceux qui ont une peau grasse ou prédisposée à l'acné.

L'application de rasage et de maquillage plus lisse: Une toile lisse peut être créée en exfoliant avant le rasage ou en appliquant le maquillage, ce qui entraîne une rasage plus agréable et une application parfaite du maquillage.

Soulagement du stress: L'exfoliation de votre peau peut être une habitude apaisante de soin de soi qui favorise le bien-être et réduit le stress.

Il est important de se rappeler qu'il existe plusieurs façons d'exfolier, y compris l'épilation chimique *(en utilisant des acides tels que les acides alpha-hydroxy ou acides bêta- hydroxy)* et l'épilation physique *(using scrubbing particles or tools).*

En fonction de votre type de peau et de vos besoins spécifiques, vous devriez décider de la technique et de la fréquence de l'exfoliation. Il est crucial d'utiliser des produits et des procédures d'exfoliation correctement et d'adhérer à un régime de soin de la peau qui convient à votre type de peau puisque l'excès d'éclatement peut causer une irritation et des dommages à la peau.

Types d'exfoliants

Les exfoliants se présentent sous diverses formes, et peuvent être divisés en deux grandes catégories : les exfoliants chimiques et physiques. Voici une description de chaque espèce:

Exfoliants physiques : Les exfoliants qui utilisent la force physique pour éliminer les cellules mortes de la peau sont connus sous le nom de exfoliantes physiques. La barrière de la peau peut être endommagée par l'exfoliation excessive, donc ces exfoliants ne doivent être utilisés qu' avec précaution.

Scraps: Ces produits sont utilisés pour éloigner les cellules mortes de la peau en massant la peau avec de minuscules particules rugueuses comme le sucre, le sel, les noyaux d'abricot ou les microperles.

- **Brosses et outils de nettoyage:** Pour nettoyer doucement la surface de la peau, utilisez des brosses pour le visage, des éponges ou des outils comme un Clarisonic.

- ***Lavabousses:*** Lors du nettoyage de la peau, un linge doux peut être utilisé pour exfolier physiquement la surface.

- ***La microdermabrasion*** est une méthode d'exfoliation expert qui utilise une machine pour pulvériser les petits cristaux abrasifs sur la peau, puis les éloigner, en éliminant les cellules mortes de la peau dans le processus.

Exfoliants chimiques: Les exfoliateurs chimiques brisent ou affaiblissent les connexions entre les cellules mortes de la peau afin qu'elles puissent être plus facilement rejetées de leur peau. Les exfoliants chimiques sont souvent préférés car ils peuvent fournir des résultats plus réglementés et fiables.

Les acides alpha-hydroxy (AHAs) sont des acides solubles dans l'eau qui exfolient la couche supérieure de la peau. Parmi les AHA, on peut citer l'acide glycolique, l' acide lactique et l' acide citrique. Ils fonctionnent bien pour lisser la texture de la peau et minimiser la visibilité des rides fines.

Les acides bêta-hydroxy (BHA) sont utilisés dans les produits de soins de la peau le plus souvent sous forme d'acide salicylique. Il fonctionne bien sur la peau qui est sujette à l'acné puisqu'elle est soluble dans l'huile et pénètre dans les pores pour les aider à les nettoyer.

Enzymes: Les exfoliants enzymatiques décomposent et dégradent les cellules mortes de la peau en utilisant des enzymes naturelles comme la bromélaïne (d'ananas) et la papaïne (from papaya).

Poly Hydroxy Acides (PHA): Comparés aux AHA et aux BHA, les PHA sont une famille plus douce d'exfoliants chimiques avec des dimensions moléculaires plus grandes. Ils conviennent aux types de peau sensibles.

Rétinoïdes: En encourageant la circulation cellulaire, les rétinoïdes comme le rétinol et la trétinoïne à prescription aident indirectement à l'exfoliation et au rajeunissement de la peau.

Fréquence d'exfoliation

Votre type de peau, l'exfoliant que vous utilisez, et combien votre peau particulière peut tolérer influeront sur la fréquence à laquelle vous devriez exfolier.

Les recommandations générales suivantes concernant la fréquence d'exfoliation:

Normal ou mélange de peau: Vous pouvez normalement exfolier deux ou trois fois par semaine si vous avez une peau normale ou mixte. Vous pouvez utiliser soit des exfoliants chimiques *(produits contenant des substances comme des acides alpha-hydroxy, des hydroxyacides bêta ou des enzymes)* ou des ex foliaires physiques. *(scrubs with tiny particles).*

Peau grasse: Ceux avec une peau grasse peuvent souvent exfolier plus régulièrement, au moins trois à quatre fois par semaine. L'acide salicylique bêta-hydroxy est particulièrement utile pour les types de peau grasses.

Peau sèche ou sensible: Vous ne devriez exfolier votre peau qu'une ou deux fois par semaine si vous avez une peau sèche et sensible. Utilisez des exfoliants enzymatiques modérés ou des exfoliants doux avec une concentration plus faible de produits chimiques actifs.

Peau mûre: L'exfoliation régulière, souvent deux fois par semaine, est bénéfique pour la peau mûrie. L'exfoliation peut aider à réduire la visibilité des taches d'âge et des rides fines.

Peau prédisposée à l'acné: L'exfoliation plus fréquemment peut être bénéfique pour la peau sujette à l'acné, mais il est vital d'être prudent de ne pas exagérer car cela peut causer de l'inconfort. Un dermatologue peut vous donner des conseils plus précis.

Exfoliation du corps: Vous pouvez exfolier votre corps jusqu'à 2-3 fois chaque semaine. Pour garder la peau de votre corps lisse, utilisez un gants exfoliant ou un nettoyage du corps.

Suivez ces directives pour une exfoliation sûre et efficace:

- Vous devez toujours suivre les instructions du produit.

- Exfolier doucement pour éviter de causer des dommages à votre peau.

- Après l'exfoliation, utilisez un écran solaire tous les jours pour réduire la fréquence de l'épilation ou passer à un produit plus doux si vous ressentez une rougeur extrême, une irritation ou un peeling.

- Enfin, il est essentiel de surveiller la réaction de votre peau et de modifier votre programme d'exfoliation au besoin.votre peau peut devenir plus sensible au soleil.

Hydratant et hydratant

L'hydratation et la hydratation sont des composants essentiels d'un programme de soins de la peau pour maintenir une peau saine et brillante.

L'hydratation se réfère à la teneur en eau de la peau, qui est cruciale pour l'élasticité, la souplesse et la santé globale. La déshydratation peut entraîner des tensions, des flatulences et des nausées.

Les facteurs externes tels que le climat, les polluants environnementaux et l'excès de nettoyage peuvent provoquer une perte de peau. Pour maintenir l'humidité, concentrez-vous sur l'hydratation en consommant suffisamment d'eau et en utilisant des produits hydratants comme l'acide hyaluronique, la glycérine, l'aloe vera et d'autres humectants.

L'hydratation consiste à conserver l'humidité naturelle de la peau et à l'empêcher de s'échapper dans l'air ambiant. Il aide à contrôler la production d'huile et maintient l'équilibre de la peau, même pour la peau grasse. Les ingrédients occlusifs des hydratants, tels que les huiles et le beurre et les émollients, aident à bloquer l'humidité.

Votre type de peau devrait guider votre sélection d'hydratant. Pour la peau sèche, utilisez un produit plus épais et plus riche, tandis que la peau grasse

devrait utiliser un produit léger et sans huile.
Choisissez un nettoyant doux qui ne sèche pas votre
peau, utilisez de l'acide hyaluronique dans les sérums
et les essences hydratantes et appliquez un hydratant
adapté à votre type de peau.

Pour prévenir les dommages UV et le vieillissement
prématuré, terminez votre routine matinale avec un
écran solaire à large spectre. Utilisez un hydratant plus
épais ou une crème de nuit avant le coucher pour
retenir l'humidité.

*Le maintien de la cohérence est essentiel, en utilisant des
produits adaptés à votre type de peau et en suivant un
calendrier. N'oubliez pas d'ajuster votre régime en fonction des
besoins de votre peau et des variations saisonnières.*

Sélectionner le bon humidificateur

Pour une peau hydratée et saine, le choix du meilleur
hydratant pour votre type de peau et vos besoins est
crucial. *Vous pouvez suivre ces instructions pour choisir le
meilleur hydratant:*

Choisissez votre type de peau

Peau sèche: Vous avez probablement une peau sèche
si elle se sent serrée, fléchie ou rugueuse.

Peau grasse: La peau grasse peut être brillante et prédisposée aux éclaboussures et à l'acné.

Peau combinée: La peau combinée à des tâches de votre visage qui sont à la fois sèche et grasse.

La peau normale est décrite comme étant ni trop sèche ni trop grasse.

Pensez à tous les problèmes de peau

Prédisposé à l'acné : Pour prévenir l'obstruction des pores, recherchez des hydratants sans huile ou non comédogènes.

Peau sensible : Choisissez des hydratants hypoallergéniques et sans parfum pour la peau sensible afin de réduire l'irritation.

Vieillissement de la peau: Choisissez des hydratants contenant du rétinol ou des peptides, deux composés anti-âge.

Protection solaire : Pour une meilleure protection solaire, utilisez un hydratant de midi avec SPF.

Formule et texture

Crèmes: Parce qu'elles sont plus lourdes et fournissent une hydratation profonde, elles sont parfaites pour la peau sèche ou plus âgée.

Lotions: Plus légères que les crèmes, les lotions sont bonnes pour les types de peau avec une peau normale à mixte.

Gels: Parce qu'ils sont légers et non gras, ils sont les meilleurs pour la peau qui est huileuse ou prédisposée à l'acné.

Sérums: Les sérums hautement concentrés sont excellents pour traiter certains problèmes tels que les rides fines ou la décoloration.

Ingrédients à surveiller

Acide hyaluronique: Tous les types de peau peuvent bénéficier de la capacité de l'acide hyaluronique d'attirer et de retenir l'humidité.

Glycérine: Un hydratant efficace qui convient à la plupart des types de peau est la glycérine.

Céramides: Excellent pour la peau sèche, aide à préserver la fonction de barrière de la peau.

Antioxydants (vitamines C et E): Protège contre les dommages environnementaux à la peau.

SPF: protection contre les rayons UV pour l'utilisation à la lumière du jour.

Éviter les ingrédients dangereux

- La peau sensible peut être irritée par les parfums et les couleurs.

- Il est conseillé d'éviter l'alcool à des doses excessives car il peut se dessécher.

- Si vous êtes préoccupé par des ingrédients potentiellement dangereux ou si vous avez une peau sensible, il peut être judicieux de vous éloigner des parabènes et des sulfates.

Effectuer un test de patch

Effectuez un test de patch sur une petite zone de votre peau pour vérifier les mauvaises réactions avant d'utiliser un nouvel hydratant sur votre visage.

Examiner la lecture et obtenir des recommandations

Vous pouvez trouver un hydratant approprié à l'aide d'évaluations en ligne

et de suggestions d'amis ou de dermatologues.

Considérations relatives à la fixation des prix

Les hydratants plus chers ne sont pas nécessairement meilleurs. Plusieurs solutions peu coûteuses offrent une excellente hydratation et des avantages pour la peau.

Considérons les saisons

En hiver, vous pourriez vouloir un hydratant plus épais, et en été, un plus léger.

Soyez fiable

Au fil du temps, appliquer l'hydratant approprié pour votre type de peau pourrait apporter de plus grands avantages.

L'hydratant idéal pour vous dépendra en fin de compte du type de peau que vous avez, de vos problèmes et de vos goûts personnels. Trouver le produit idéal peut nécessiter un certain essai et une

erreur, mais le temps passé à le faire vaut la peine
pour maintenir une peau saine et hydratée.

CHAPITRE 5: Protection solaire

Comprendre les dommages causés par le Soleil

Il est essentiel de comprendre les dommages du soleil si vous voulez garder votre peau en bonne santé. Les dommages causés par le soleil est le terme utilisé pour décrire les lésions causées à la peau à la suite de l'exposition aux rayons ultraviolets *(UV)* du soleil.

Bien que l'exposition au soleil soit importante pour le corps pour synthétiser la vitamine D, une exposition excessive ou non protégée peut causer un certain nombre de problèmes de peau et augmenter le risque de cancer de la peau.

Voici une liste des dommages solaires :

UVA et UVB sont deux catégories de rayonnement UV dangereux qui sont émis par le soleil et ont un impact sur la peau.

Les rayons UVA : Ceux-ci font vieillir la peau plus rapidement qu'il ne devrait. Ils peuvent produire des rides, des lignes fines et des taches d'âge en pénétrant profondément la peau.

Les rayons UVB: Ce sont ceux qui donnent aux gens des coups de soleil. Ils influencent l'épiderme et sont un facteur clé dans le développement du cancer de la peau.

Les effets des dommages du soleil comprennent:

Brûlures au soleil: Les bruns au soleil sont un signe fréquent d'une exposition excessive aux UV et se caractérisent par une rougeur, un malaise et une exfoliation.

Vieillissement prématuré : L'exposition prolongée au soleil accélère le processus de vieillissement de la peau, provoquant des rides, des lignes fines et des taches d'âge.

Cancer de la peau: Le mélanome, le carcinome à cellules squameuses et le cancer de cellules basales sont tous des types de cancer de peau qui sont considérablement à risque en raison de l'exposition au soleil.

Hyperpigmentation: Les taches sombres de la peau ou les tâches peuvent résulter d'une surproduction de mélanine provoquée par l'exposition au soleil.

Kératose actinique: L'exposition prolongée au soleil peut provoquer une maladie appelée kératose actinique, qui peut causer des zones rugueuses et écaillées sur la peau et, si elle est traitée, peut progresser vers le cancer de la peau.

Défense contre les dommages du Soleil

Protection solaire : Même les jours ensoleillés, utilisez une protection solaire à large spectre avec au moins un SPF 30.

Vêtements de protection solaire: Portez des chemises à manches longues, des chapeaux à bord large et des lunettes de soleil pour protéger votre peau et vos yeux du soleil.

Chercher l'ombre: Évitez d'être exposé aux rayons directs du soleil de 10 heures à 14 heures.

Appliquer la crème solaire: Appliquer de nouveau une fois toutes les deux heures si vous êtes à l'extérieur et plus souvent si vous nagez ou transpirez.
Évitez les lits de toilette: Les lits de baignade doivent être évités car ils émettent des rayons UV dangereux.

Examens de peau réguliers : Pour identifier les problèmes possibles tôt, faites des auto-examens et planifiez des visites de routine chez un dermatologue.

Prendre soin des dommages du soleil

Produits d'actualité: Les produits disponibles sur ordonnance ou sur prescription comprenant des rétinoïdes, de la vitamine C et des acides alpha-hydroxy peuvent aider à guérir certains dommages UV.

Peeling chimique : Pour enlever les couches de peau endommagée, les dermatologues peuvent utiliser des peelings chimiques.

Thérapie au laser: Plusieurs procédures au laser, y compris la résurfaction au laser et la thérapie à lumière pulsée intense (IPL), peuvent réparer les dommages causés par le soleil.

Cryothérapie : Les kératoses actiniques et autres croissances précancéreuses de la peau peuvent être gelées avec la cryothérapie.

Maintenir une peau saine et jeune tout en réduisant le risque de cancer de la peau exige la compréhension des dommages aux rayons UV et l'adoption de précautions. Commencer à protéger votre peau des effets nocifs du soleil n'est jamais trop tard.

La crème solaire : le meilleur ami de votre peau

La protection solaire est un outil crucial pour le maintien d'une peau saine. Il protège la peau contre les rayons UV nocifs, qui peuvent causer des coups de soleil, un vieillissement prématuré et un risque accru de cancer de la peau.

La protection solaire avec un SPF élevé aide à prévenir les coups de soleil en réduisant l'intensité des rayons UVB qui la provoquent. L'exposition prolongée au soleil peut provoquer des rides, des lignes fines, des taches d'âge et une perte de souplesse.

La protection solaire réduit également le risque de cancer de la peau en obstruant les photons UVA qui provoquent le photo âge.

La crème solaire aide également à maintenir un tonus de peau uniforme en prévenant l'hyperpigmentation et les taches sombres en réduisant la production de mélanine, le pigment responsable de ces anomalies. Les rayons UV peuvent endommager l'ADN des cellules de la peau, ce qui entraîne divers problèmes et troubles cutanés.

La protection solaire sert de barrière qui protège l'intégrité et la santé de la peau.

Les crèmes solaires sont disponibles dans diverses formules, y compris hypoallergéniques, non comédogènes et conçues pour des problèmes de peau spécifiques.

Ils sont faciles à incorporer dans votre routine quotidienne de soin de la peau et peuvent être utilisés sous le maquillage. La protection solaire est essentielle toute l'année, même les jours sombres ou pluvieux.

Il est essentiel d'utiliser une crème solaire quelle que soit la saison, car elle peut nuire à votre peau.

Enfin, la crème solaire est le meilleur ami de votre peau, en offrant une protection contre les effets nocifs des rayons UV, en préservant la santé de la peau et en favorisant une peau jeune et équilibrée. L'intégration d'un écran solaire dans votre routine quotidienne de soin de la peau est une étape efficace vers une peau plus saine et plus dynamique.

Conseils de protection solaire

Voici quelques recommandations pour la sécurité solaire:

Utiliser de la crème solaire: Même dans les jours ensoleillés, couvrir toute peau exposée avec un écran solaire à large spectre avec un SPF *(Facteur de protection solaire)* d'au moins 30. Appliquer au moins toutes les deux heures, plus si vous nagez ou transpirez.

Portez des vêtements de protection, tels que des chemises à manches longues, des chapeaux à bord large et des lunettes de soleil qui bloquent les rayons UV. Encore plus bénéfique est le vêtement avec un UPF *(facteur de protection ultraviolet).*

Chercher l'ombre: Essayez de rester à l'ombre, en particulier entre 10 heures et 4 heures, lorsque le soleil est le plus fort. La protection UV naturelle est assurée par l'ombre.

Évitez les lampes solaires et les lits de couchage: Les lampes de soleil et les lit de couche produisent des rayonnements UV concentrés qui peuvent endommager votre peau et augmenter votre chance de développer un cancer de la peau.

Buvez beaucoup d'eau pour rester hydraté car l'exposition au soleil peut provoquer la déshydratation. La peau qui est déshydratée est plus vulnérable aux blessures.

Vérifier l'indice UV: Soyez attentif à l'index UV de votre région en le vérifiant. Le risque de brûlures solaires et de dommages à la peau augmente avec l'augmentation de l'indice UV. Créez un plan pour vos activités extérieures.

Protéger les lèvres : Pour prévenir les brûlures solaires et les dommages éventuels à la peau, n'oubliez pas d'utiliser un baume pour la lèvre avec SPF.

Protection solaire pour enfants : Appliquer la protection solaire des enfants aux enfants de plus de six ans et les garder bien protégés avec des vêtements et des chapeaux.

Appliquer de la crème solaire après la baignade: Même si l'étiquette de l'écran solaire dit qu'il est résistant à l'eau, ré appliquez-le après la natation ou la transpiration. La crème solaire peut être enlevée avec de l'eau.

Vérification de la peau régulière: Vérifiez votre peau fréquemment pour des croissances inattendues, des mollusques ou des modifications aux mollusques qui sont déjà présentes. Consultez un dermatologue si vous constatez quelque chose d'étrange.

Ne comptez pas seulement sur l'ombre: Même si vous êtes dans l'ombre, des objets comme le sable, l'eau et le béton peuvent toujours refléter le rayonnement UV sur vous. Donc, continuez d'appliquer de la crème solaire.

Restez informé : Suivez les conseils et règles les plus récents concernant la protection solaire. Les lignes directrices et les formules de protection solaire peuvent changer au fil du temps.

Protégez vos yeux: Portez des lunettes de soleil qui filtrent complètement les rayons UVA et UVB pour protéger vos yeux des dommages du soleil et réduire votre chance de développer des cataractes.

Rappelez-vous que la protection solaire est cruciale tout au long de l'année, pas seulement en été. Même les jours nuageux, les rayons UV peuvent pénétrer dans les nuages et nuire à l'environnement.

Mettez la protection solaire en premier si vous voulez garder votre peau en bonne santé et jeune tout en réduisant votre chance de développer un cancer de la peau.

CHAPITRE 6: Conseils de soins de la peau ciblés

Gestion de l'acné

Les moments les plus fréquents pour les individus d'obtenir l'acné sont tout au long de leur adolescence et les premières années adultes. Bien que la gestion et la minimisation des épidémies d'acné peut être difficile et même bouleversante, il existe plusieurs méthodes et traitements qui peuvent être utilisés.

Voici une approche approfondie sur la gestion de l'acné:

Maintenir une bonne routine de soins de la peau:

Nettoyage doux : Pour éliminer l'huile supplémentaire, les débris et les cellules mortes de la peau, utilisez un nettoyant doux, non comédogène *(ne bloquera pas les pores)* deux fois par jour. Évitez le frottement brut car il pourrait aggraver l'acné et provoquer une irritation de la peau.

Hydratant: Appliquer un hydratant doux, sans huile, non comédogène sur votre peau pour la nourrir. Même si vous avez la peau grasse, vous devriez éviter de la sécher trop, car cela pourrait augmenter la production d'huile.

Produits vendus en vente libre (OTC):

Traitements topiques: Cherchez des médicaments hors-compte *(OTC)* qui contiennent des produits chimiques tels que l'acide salicylique, le peroxyde de benzoyl ou les acides alpha-hydroxy (AHAs). Ceux-ci ont la capacité de nettoyer les pores et de réduire l'enflure.

Traitements de point: Pour cibler les tâches particulières sur les boutons individuels, pensez à utiliser du soufre ou du peroxyde de benzoyl.

Médicaments sur ordonnance:

Consultez un dermatologue si les remèdes non autorisés sont inefficaces. Des médicaments topiques plus puissants tels que des antibiotiques, des rétinoïdes ou des solutions combinées peuvent être prescrits par eux.

Dans les situations d'acné modérée à sévère, des antibiotiques oraux peuvent également être administrés afin de minimiser l'inflammation et de gérer les bactéries.

Les contraceptifs oraux *(pour les femmes)* ou l'isotrétinoïne *(Accutane)* peuvent être recommandés pour les cas graves d'acné hormonale.

Gestion de l'acné hormonale:

Les changements hormonaux sont souvent liés à l'acné hormonale. Les hormones féminines peuvent être régulées avec l'utilisation de médicaments de contrôle des naissances.

Un dermatologue pourra conseiller le médicament anti-androgène spironolactone pour traiter l'acné hormonale.

Régime alimentaire et mode de vie:

Régime alimentaire : Certaines recherches suggèrent qu'un régime riche en fruits et légumes et faible en produits laitiers peut aider à réduire l'acné. Consommer moins de sucre et d'aliments transformés peut également être avantageux.

Contrôle du stress: Le stress peut aggraver l'acné. Les techniques de gestion du stress comprennent le yoga, la méditation et l'exercice régulier.

Empêcher les déclencheurs:

La pression, la poussée ou l'extraction des boutons peuvent causer des cicatrices et plus d'irritation.

Évitez de passer trop de temps au soleil car cela pourrait endommager votre peau et aggraver l'acné. Utilisez constamment de la crème solaire.

Choisir des produits de soins de la peau:

Pour prévenir le blocage des pores, utilisez des produits de soin de la peau et des cosmétiques qui ne sont pas comédogènes.

Pour éviter la croissance bactérienne, nettoyez régulièrement les brosses de maquillage et les éponges.

Traitements par des professionnels :

L'acné et les cicatrices peuvent être traitées efficacement avec des traitements dermatologiques tels que les peelings chimiques, la microdermabrasion, la thérapie au laser et les extractions. Les meilleures alternatives pour votre peau peuvent être déterminées en consultant un dermatologue.

Conséquence et patience :

Le traitement de l'acné prend du temps. Avec votre régime de soins de la peau et tous les médicaments sur ordonnance, être patient et persistant.

Consultez un dermatologue pour examiner d'autres traitements si le premier ne fonctionne pas.

Il peut prendre quelques essais et erreurs pour découvrir la meilleure stratégie de traitement de l'acné pour votre type de peau unique et les exigences.

Rappelez-vous que ce qui fonctionne pour une personne peut ne pas fonctionner pour une autre. La stratégie la plus efficace pour créer un plan de traitement de l'acné personnalisé est souvent de voir un dermatologue.

Causes de l'acné

Bien que l'étiologie précise de l'acné ne soit pas entièrement connue, on pense qu'elle est la conséquence d'un certain nombre d'éléments différents travaillant ensemble. Certaines des causes primaires et des éléments qui influencent l'acné sont:

Le sébum est un matériau huileux que les glandes sébacées de la peau créent en excès. L'acné peut résulter d'une production excessive de sébum parce qu'il peut bloquer les follicules pileux en se mélangeant avec des cellules mortes de la peau.

Follicules capillaires obstrués: Lorsque le sébum et les cellules mortes de la peau obstruent les follicules pileux, un environnement est créé où les bactéries, en particulier Propionibacterium acnes, peuvent s'épanouir. L'inflammation et le développement des boutons peuvent résulter de cela.

Changements hormonaux: Les fluctuations hormonales peuvent augmenter la production de sébum et provoquer l'acné. Ces variations peuvent se produire pendant la puberté, la menstruation, la grossesse et certaines maladies médicales *(such polycystic ovarian syndrome)*.

Régime alimentaire: Bien que le lien entre l'alimentation et l'acné soit encore à discuter, plusieurs études indiquent que les produits laitiers et les repas avec un indice glycémique élevé peuvent aggraver l'acné de certaines personnes.

Génétique: Il peut y avoir une prédisposition héréditaire à l'acné étant donné que la maladie peut se dérouler dans les familles.

Les infections bactériennes peuvent provoquer une inflammation et exacerber l'acné lorsqu'elles existent dans les follicules pileux.

Irritation de la peau: Les produits de soins de la santé, les produits cosmétiques, les frictions provenant de vêtements ou d'accessoires et l'acné peuvent tous aggraver l'irritation cutanée.

Médicaments: En tant qu'effet secondaire, plusieurs médicaments, tels que les corticostéroïdes, certains contraceptifs oraux et le lithium, peuvent causer de l'acné.

Stress: Bien qu'il ne soit pas la cause principale de l'acné, les effets du stress sur les niveaux d'hormones et l'état de la peau dans son ensemble peuvent aggraver l' acné ou le rendre plus difficile à traiter.

Facteurs environnementaux: La pollution et plusieurs contaminants environs peuvent aggraver l'acné et aggraver l'inflammation de la peau.

Il est important de se rappeler que l'acné de chaque personne peut varier considérablement dans l'intensité et les raisons sous-jacentes.

Bien qu'il puisse être un petit problème transitoire pour certains, il pourrait être une condition persistante, plus grave pour d'autres. La gestion et la thérapie efficaces de l'acné comprennent souvent des régimes de soins de la peau, des ajustements du mode de vie et, dans certaines circonstances, des traitements médicaux prescrits par un dermatologue.

Traitement et prévention de l'acné

Nettoyer votre peau est la première étape dans le traitement et la prévention de l'acné. Lavez votre visage deux fois par jour avec un nettoyant doux, surtout le matin et juste avant le coucher. Se gratter trop vigoureusement peut aggraver l'acné et provoquer une irritation de la peau.

Thérapies topiques: Produits vendus sans ordonnance *(OTC)*: Un certain nombre de crèmes, de gels et de lotions OTC comprennent des produits chimiques actifs, y compris l'acide salicylique, le peroxyde de benzoyl ou les acides alpha-hydroxy *(AHAs)*. Ceux-ci ont la capacité de détruire les germes, apaiser l'irritation et déverrouiller les pores.

Un dermatologue peut recommander des antibiotiques topiques, des rétinoïdes ou d'autres médicaments pour traiter l'acné plus sévère ou chronique si les remèdes OTC sont inefficaces.

Remèdes maison et mode de vie:

- Évitez de pousser ou de serrer les boutons; le fait de le faire peut entraîner une infection, des cicatrices et plus de ruptures.

- Certaines recherches affirment que les régimes riches en sucre transformé et élevés en indice glycémique des repas sont associés à l'acné.

- Pensez à manger un régime équilibré qui comprend beaucoup de fruits frais, de légumes, de grains sains et de viandes maigres.

- Le stress peut aggraver l'acné. Utilisez des méthodes de relaxation comme le yoga, la méditation ou la respiration profonde.

Soins de la peau adéquats:

- ***Utilisez des produits non comédogènes:***
  Cherchez des produits de protection solaire, des
  hydratants et des cosmétiques qui ne sont pas
  poro-embrouilles et ont l'étiquette
  non-comédogène.

- ***Protection solaire :*** L'exposition au soleil peut
  aggraver l'acné et laisser des cicatrices. Utilisez
  un SPF de 30 ou plus sur un écran solaire à large
  spectre.

- ***Hydratation :*** Gardez votre peau hydratée en
  buvant beaucoup d'eau. Le maintien d'une
  hydratation adéquate peut être bénéfique pour
  la santé de la peau.

Refuser le lavage excessif: Bien qu'il soit nécessaire de
garder votre visage propre, le lavement excessif peut
sécher votre peau et aggraver l'acné. Maintenir un
calendrier de nettoyage cohérent.

Thérapie hormonale: Dans certaines circonstances, les
déséquilibres hormonaux peuvent être un facteur
dans le développement de l'acné. Un professionnel de
la santé pourrait vous conseiller des comprimés de
contrôle des naissances, de la spironolactone ou
d'autres traitements hormonaux.

Traitements professionnels: Pour les cas plus graves d'acné, les dermatologues fournissent de nombreuses procédures en bureau, y compris les peelings chimiques, la microdermabrasion et la thérapie au laser.

Gestion des cicatrices d'acné

En fonction de la nature et de la gravité des cicatrices, la gestion des cicatrices d'acné nécessite une variété de stratégies. Bien que certains traitements peuvent considérablement réduire l'apparence des cicatrices d'acné, il est essentiel de se rappeler que parfois ils peuvent ne pas être complètement éliminés.

Quelques techniques typiques pour traiter les cicatrices d'acné:

Remèdes d'urgence

Rétinoïdes: En encourageant la formation de collagène et l'exfoliation de la peau, les retinoids topiques tels que la trétinoïne peuvent aider à améliorer la texture cutanée et à réduire la visibilité des cicatrices.

Exfoliants: En enlevant la couche supérieure de la peau avec des acides, les peaux chimiques encouragent le développement d'une peau nouvelle et plus lisse. Avec des cicatrices mineures, des peelings superficiels pourraient être utiles.

Microdermabrasion: La couche supérieure de la peau est enlevée par une machine pendant cette opération, ce qui peut rendre les cicatrices légères plus belles.

Dermabrasion: La dermabrasion est un processus plus impliqué que la microdermabrasion qui implique l'utilisation d'un outil spécialisé pour enlever les couches supérieures de la peau.

Micro-aiguille: Des petites plaies sont faites dans la peau par Micro-aiguille, ce qui encourage la synthèse du collagène et aide les cicatrices à guérir.

Traitement au laser: Les cicatrices peuvent être rendues moins visibles par une variété de procédures au laser, y compris le laser fractionnel et le laser CO_2.

Remplisseurs : Les cicatrices déprimées peuvent être temporairement élevées au niveau de la peau

environnante en étant remplies de remplisseurs
cutanés.

Gel ou feuilles de silicone: Les cicatrices peuvent être
aplatissez et apaisées en utilisant des traitements en
silicone si elles sont utilisées fréquemment au fil du
temps.

Injections de stéroïdes : Les injections de corticoïdes
peuvent aider à réduire l'inflammation et à aplanir les
cicatrices élevées ou chéloïdes.

Chirurgie: Pour les cicatrices plus sévères, une
intervention chirurgicale telle que l'excision de poing,
la subcision ou les greffons de peau peuvent parfois
être nécessaires.

Protection solaire et soins de la peau : Pour arrêter les
dommages supplémentaires à la peau et améliorer sa
santé générale, un bon régime de soins pour la peau
qui consiste en un lavage doux, une hydratation et
une protection solaire est essentiel.

Conseils professionnels : consultez un dermatologue
ou un expert en soins de la peau pour évaluer vos

cicatrices et choisir la meilleure voie d'action pour vos besoins particuliers.

Conséquence et patience :

Il peut prendre de nombreux traitements et du temps pour que les cicatrices s'améliorent. Soyez patient et suivez constamment les conseils de votre médecin. Sachez que différentes personnes réagissent différemment au traitement de cicatrisation et que toutes les cicatrices ne peuvent pas être entièrement éliminées.

Par conséquent, contrôler les attentes et obtenir des conseils d'experts sont des composantes essentielles du traitement des cicatrices d'acné. En outre, s'abstenir de pousser ou de serrer les boutons peut aider à prévenir le développement de nouvelles cicatrices en premier lieu.

Stratégies anti-âge

Les techniques anti-âge visent à améliorer la santé physique et mentale tout en prévenant ou en minimisant les conséquences du vieillissement.

Ces techniques comprennent un régime alimentaire équilibré, des séances d'entraînement régulières, un sommeil adéquat, la réduction du stress, l'utilisation de crème solaire, les soins de la peau, arrêter de fumer, maintenir l'hydratation, prendre des suppléments, planifier des examens médicaux réguliers, activité cognitive, réseautage social, thérapie hormonal, hygiène appropriée et choisir un mode de vie sain.

Une alimentation équilibrée est essentielle pour maintenir un aspect sain et prévenir l'apparition du vieillissement. Consommez des produits frais, des grains entiers, des viandes maigres et des graisses saines, prenez également des antioxydants comme les vitamines C et E. Restez hydratés en buvant beaucoup d'eau.

L'entraînement régulier améliore la santé cardiovasculaire, la densité osseuse et la masse musculaire en réduisant le risque de chutes et de blessures.

Le sommeil est crucial pour le bien-être général, 7 à 9 heures de sommeil par nuit étant essentielles au bien être physique et mental.

Les méthodes de réduction du stress telles que les exercices de respiration profonde, le yoga, la méditation ou la pleine conscience peuvent aider à réduire le vieillissement. La protection solaire est essentielle pour protéger la peau contre les rayons UV nocifs et réduire le risque de développer un cancer de la peau.

Les régimes de soins de la peau devraient inclure le lavage, l'hydratation et le port de crème solaire, avec des produits contenant des rétinoïdes, de l'acide hyaluronique et des antioxydants.

Limiter l'alcool et s'abstenir de fumer pour prévenir les dommages à la peau et le vieillissement. Consommer de l'alcool avec modération pour maintenir la santé. Maintenir une consommation d'eau suffisante pour garder la peau et le corps hydratés.

Les examens médicaux réguliers sont essentiels pour l'identification précoce et le traitement des risques pour la santé liés à l'âge. Les activités cognitives, les réseaux sociaux, la thérapie hormonal et de bonnes habitudes d'hygiène peuvent aider à maintenir la santé globale à mesure que vous vieillissez. Chaque personne connaît le vieillissement différemment et la génétique joue également un rôle important.

CHAPITRE 7: Gestion des conditions de la peau

L'eczéma, le psoriasis et la rosacée

Il peut être difficile de gérer des problèmes de peau comme l'eczéma, le psoriasis et la rosacée, mais avec les soins et le traitement appropriés, vous pouvez réduire les symptômes et améliorer la santé de votre peau.

Pour créer un plan de traitement spécialisé, une collaboration étroite avec un spécialiste médical, comme un dermatologue, est nécessaire. Voici quelques indicateurs généraux pour traiter ces maladies:

La dermatite atopique, souvent connue sous le nom d'eczéma:

Une hydratation régulière maintiendra votre peau nourrie. Utilisez un hydratant hypoallergénique et sans parfum tous les jours. En conséquence, les démangeaisons et la sécheresse sont réduites.

Éviter les déclencheurs : Reconnaissez et éloignez-vous des substances qui aggravent votre eczéma, comme certains aliments, textiles, savons et détergents.

Utilisez des savons doux: Choisissez un savon doux et non parfumé, et éloignez-vous des douches chaudes car elles pourraient sécher votre peau.

Médicaments sur ordonnance: Dans des situations extrêmes, votre médecin peut vous donner des médicaments anti-inflammatoires oraux, des corticostéroïdes topiques ou des inhibiteurs de la calcineurine.

Psoriasis:

Thérapies topiques : Les crèmes et les onguents contenant des corticostéroïdes, des rétinoïdes ou du tar au charbon peuvent être achetés sur-le-counter ou obtenus sur ordonnance pour traiter les symptômes du psoriasis.

Thérapie lumineuse : Pour certaines personnes atteintes de psoriasis, la photothérapie aux UVB ou UVA peut être bénéfique.

Médicaments oraux ou injectables: Pour réduire la réaction du système immunitaire dans des circonstances extrêmes, votre médecin peut vous prescrire des médicaments systémiques tels que le méthotrexate, la ciclosporine ou les biologiques.

Pratiquer des stratégies de gestion du stress comme puisque le stress peut causer des flambées de psoriasis.

Rosacea :

Utilisez des nettoyants et des hydratants modérés et sans parfum pour un soin doux de la peau. Évitez d'utiliser des produits abrasifs de soin de la peau et du nettoyage sévère.

Protection solaire: utilisez des chapeaux à bord large et un écran solaire avec un SPF de 30 ou plus pour protéger votre peau du soleil. L'exposition au soleil peut aggraver la rosacée.

Médicaments sur ordonnance: Pour réduire la rougeur et l'inflammation, les médecins peuvent recommander des antibiotiques oraux, de l'acide azélaïque ou du métronidazole comme traitements topiques.

Évitez les déclencheurs : Reconnaissez et éloignez-vous des aliments épicés, de l'alcool, des boissons chaudes et des températures élevées qui peuvent causer des flambées de rosacée.

Conseils de bon sens pour toutes les conditions de la peau

- Buvez suffisamment d'eau pour garder votre corps et votre peau correctement hydratés.

- Choisissez des produits hypoallergéniques, sans parfum pour le soin de la peau et le lavage pour éviter l'irritation.

- Maintenir un mode de vie sain en prenant un sommeil adéquat, en faisant de l'exercice régulièrement et en mangeant un régime équilibré riche en fruits et légumes.

- Travaillez en étroite collaboration avec un dermatologue qui peut surveiller votre santé et modifier votre stratégie de traitement si nécessaire.

Conseils pour apaiser la peau irritée

Déterminer la raison: Faites un effort pour déterminer la cause de l'irritation avant d'utiliser des thérapies. Est-ce causé par une maladie de la peau *(comme le psoriasis ou l'eczéma)*, une réaction allergique, une blessure ou une exposition excessive au soleil?

Vous pouvez choisir le meilleur cours de thérapie en étant conscient de la raison.

Gardez-le propre: Lavez doucement la zone enflammée avec de l'eau tiède et un nettoyant modéré et sans parfum. Évitez d'utiliser de l'eau chaude ou des savons abrasifs car ils pourraient aggraver la peau encore plus.

Éviter les égratignures: Bien qu'il puisse être tentant de gratter la peau démangeaison, le fait de le faire peut aggraver le démarrage et peut-être provoquer une infection. Gardez vos ongles courts pour réduire les dommages causés par les rayures et essayez de combattre l'impulsion.

Appliquer une compresse froide: L'application d'une compression froide peut aider à réduire l'irritation et la rougeur. Appliquer un sac frais enveloppé de tissu propre ou un peu de glace sur la région touchée pendant 15 à 20 minutes. Une application directe de glace sur la peau doit être évitée car elle pourrait entraîner des gelées.

Utilisez un hydratant doux, sans parfum, hypoallergénique pour garder la peau hydratée. Recherchez des produits contenant des céramides, de l'acide hyaluronique ou de la glycérine. Pour garder l'humidité dans votre peau après le lavage, hydrater immédiatement.

Évitez les irritants: Faites attention aux ingrédients des produits de soins de la peau qui peuvent causer une irritation, tels que les odeurs, l'alcool et certains conservateurs. Choisissez des articles avec les étiquettes "hypoallergénique" et "non-comédogène".

Utiliser les bains de Muesli : Les baignades de muesli peuvent apaiser la peau sensible et aider à réduire les démangeaisons. L'avoine doit être trempée dans une fine poudre, puis ajoutée à un bain chaud. Pendant 15 à 20 minutes, tremper.

Crèmes off-the-counter (OTC) : Les crèmes contenant de l'hydrocortisone aident à soulager l'inflammation et l'irritation. Respectez les instructions sur le récipient et ne les utilisez pas pendant une longue période ou sur votre visage sans consulter d'abord un fournisseur de soins de santé.

Restez hydraté: Pour rester hydratée de l'intérieur à l'extérieur, buvez beaucoup d'eau. Une peau bien hydratée est moins irritable.

Porter des vêtements dégagés et respirables: Pour réduire les frictions et l'irritation, choisissez des matériaux de dégagement et de respiration comme le coton si la zone irritée est recouverte de vêtements.

Protection solaire: Appliquer un écran solaire à large spectre avec au moins un SPF 30 avant d'aller à l'extérieur si l'irritation est causée par une brûlure solaire. Cela protégera votre peau contre la détérioration UV supplémentaire. Portez également des vêtements de protection, tels que des chemises à manches longues et des casquettes aux bords larges.

Consultez un dermatologue: Pour un diagnostic et un plan de traitement correcte, consultez un spécialiste en dermatologie ou un autre spécialiste des soins de santé si l'irritation persiste, s'aggrave ou s'accompagne d'autres symptômes alarmants *(such as an infection)*.

Travailler avec un dermatologue

Le maintien d'une peau saine, l'identification et le traitement des troubles de la peau et la résolution de différents problèmes esthétiques peuvent tous être accomplis avec l'aide d'un dermatologue.

Voici comment communiquer avec un dermatologue avec succès, que vous ayez un problème de peau particulier ou que vous êtes intéressé par les soins de la peau pour le bien-être général:

Comment choisir un dermatologue:

- Trouvez un dermatologue certifié avec une solide réputation en faisant des recherches.

- L'emplacement, l'accessibilité et le domaine d'expertise *(médical, cosmétique, pédiatrique, etc.)* doivent tous être pris en compte.

Planifier une consultation:

- Si disponible, utilisez l'outil de planification en ligne du dermatologue ou appelez la clinique.

- Décrivez le but de votre visite et les préoccupations particulières que vous pourriez avoir.

Se préparer au rendez-vous :

- Prenez note de votre régime actuel de soins de la peau, des médicaments sur ordonnance et de tout problème de peau ou des traitements que vous avez eu dans le passé.

- Apportez des résultats de tests pertinents ou des documents médicaux, s'ils existent.

Consultation :

- Discuter en profondeur de vos objectifs et préoccupations de soins de la peau tout au long de la consultation.

- Soyez ouvert et honnête au sujet de votre style de vie, de la routine de soins de la peau et de tous les symptômes que vous pourriez éprouver.

Examen de la peau:

- Pour évaluer votre problème, le dermatologue fera probablement un examen complet de la peau.

- Pour diagnostiquer et évaluer votre peau, ils pourraient utiliser un équipement spécialisé ou des méthodes.

Stratégie de traitement:

Votre dermatologue créera un plan de traitement personnalisé basé sur l'évaluation.
Ce plan peut inclure des conseils de soins de la peau, des suggestions alimentaires, des modifications de style de vie ou des traitements *(such as biopsies, laser therapy and chemical peels)*.

Poser les requêtes:

- N'ayez pas peur de vous renseigner sur votre maladie, les traitements disponibles et les effets indésirables.

- S'il y a quelque chose que vous ne comprenez pas, demandez une explication.

Observez les directions :

- Suivez les conseils de votre dermatologue et le traitement recommandé.

- Appliquez les produits de soins de la peau comme indiqué et prenez des médicaments sur ordonnance comme indicé.

Progrès de la piste:

- Observez les changements dans votre santé et la façon dont votre peau réagit à la thérapie.

- Informer votre dermatologue juste une fois de tout problème ou des effets négatifs.

Participez aux consultations de suivi :

- Pour évaluer vos progrès et apporter les modifications nécessaires à votre plan de traitement, les réunions de suivi sont cruciales.

- Même si votre peau semble s'être améliorée, poursuivez le programme de suivi suggéré.

Attendez.

- Soyez patient et raisonnable dans vos attentes car le traitement de nombreuses maladies de la peau prend du temps.

- Un dermatologue doit toujours être consulté avant d'utiliser des médicaments non prescrits et d'auto-diagnostiquer.

Maintenir les vérifications régulières:

- Il est conseillé de consulter votre dermatologue pour des examens réguliers même après que votre problème de peau a été résolu.

- Ces consultations peuvent aider à résoudre les difficultés actuelles ainsi que les problèmes potentiels.

Communication ouverte:

- Informez votre dermatologue une fois si votre peau change ou si de nouveaux problèmes apparaissent.

- La clé pour maintenir une bonne peau est une communication claire.

- La peau la plus saine est réalisable lorsque vous travaillez avec un dermatologue pour l'obtenir et la maintenir.

- Vous pouvez obtenir les meilleurs résultats et réduire les problèmes liés à la peau en suivant leurs conseils et en étant actif dans votre programme de soins de la peau.

CHAPITRE 8: Régime alimentaire pour une peau saine

Nutriments pour la peau éclatante

Une alimentation équilibrée, un mode de vie sain et un bon soin de la peau jouent tous un rôle dans l'obtention et la préservation d'une peau lumineuse. La santé et la brillance de la peau sont fortement influencées par les nutriments.

Voici quelques vitamines et minéraux clés pour une peau radiante:

Vitamine C: La vitamine C est un antioxydant qui aide à défendre la peau contre les dommages des radicaux libres causés par la pollution et l'exposition au soleil. En outre, il favorise la synthèse du collagène, qui est nécessaire pour la fermeté et la souplesse de la peau. Les fraises, les poivrons et les agrumes sont d'excellentes sources de vitamine C.

Vitamine E: Un autre antioxydant qui aide à préserver la santé de la peau et à combattre les radicaux libres est la vitamine E. Il aide également à hydrater la peau. Les aliments comme les amandes, les graines de tournesol et les épinards contiennent de la vitamine E.

Vitamine A: La vitamine A est nécessaire pour le développement et la réparation des cellules de la peau. Il peut aider à réduire la visibilité des rides et des tâches. La vitamine A est abondante dans les aliments, y compris les pommes de terre douces, les carottes et les légumes à feuilles.

Acides gras oméga-3: En maintenant la barrière lipidique de la peau, les acides gras oméga-3 maintiennent la peau hydratée et protègent contre la sécheresse et l'irritation. Les noix, les graines de lin et les fruits de mer gras comme le saumon sont de bonnes sources.

Collagène : Le collagène est une protéine qui donne à la peau son appui structurel. Bien que vous ne puissiez pas manger du collagène, vous pouvez manger des aliments riches en acides aminés glycine, proline et lysine, qui servent de blocs de construction du collagène. Le poisson, la volaille et le bouillon d'os sont toutes d'excellentes sources.

Zinc : Le zinc est essentiel pour une peau saine car il favorise la croissance de nouvelles cellules de la peau, la création de collagène et la cicatrisation des plaies. Le zinc peut être trouvé dans les aliments, y compris les grains entiers, les noix et les viandes maigres.

Sélénium : Le sélène est un antioxydant qui améliore la souplesse de la peau et aide à prévenir les dommages UV. Les fruits de mer, les noix du Brésil et les graines de tournesol sont d'excellentes sources de sélénium.

La biotine, parfois appelée vitamine H, est importante pour maintenir la peau, les cheveux et les ongles forts et en bonne santé. Les grains entiers, les noix et les œufs sont des aliments riches en biotine.

Eau: Buvez suffisamment d'eau pour maintenir une peau saine. L'eau maintient votre peau hydratée et plumage et aide à l'élimination des toxines.

Antioxydants: En plus des vitamines C et E, les antioxydantes, y compris la coenzyme Q10, l'extrait de thé vert et le resvératrol – une substance trouvée dans les raisins et le vin rouge – peuvent protéger la peau contre le stress oxydatif et le vieillissement précoce.

Protéines: suffisamment de protéines doivent être consommées pour que les cellules de la peau se réparent et se régénèrent. Inclure le tofu, les haricots, les viandes maigres, le poulet, le poisson et les fruits de mer dans votre alimentation.

Probiotiques: La santé de la peau pourrait bénéficier d'un microbiote intestinal équilibré. Le yaourt, le kéfir et la saucisse sont des exemples d'aliments riches en probiotiques qui peuvent aider la santé intestinale.

Un régime alimentaire équilibré qui comprend une gamme de fruits, de légumes, de grains entiers et de protéines maigres est essentiel pour le bien-être général, même si ces nutriments sont cruciaux pour la santé de la peau. Maintenir des routines de soins de la peau saines aidera à atteindre une peau belle.

Vitamines, Minéraux et Antioxydants

Une alimentation saine doit inclure des vitamines, des minéraux et des antioxydants, car ils jouent tous un rôle dans la préservation de la santé et du bien-être général du corps. *Une vue d'ensemble de chaque catégorie est donnée ci-dessous :*

Vitamines:

Les vitamines sont des substances organiques dont le corps a besoin en petites quantités pour soutenir un certain nombre de processus physiologiques.

Ils sont divisés en deux groupes : les vitamines solubles dans l'eau *(telles que les vitamines du complexe B et de la vitamine C)* et les vitamines liposolubles, *(such as vitamines A, D, E and K).*

Chaque vitamine a un but distinct, comme stimuler le développement, renforcer l'immunité, servir d'antioxydants ou aider à différents processus métaboliques.

Sources alimentaires: Un large éventail d'aliments, tels que les fruits, les légumes, les grains entiers, les produits laitiers et les viandes maigres, contiennent des vitamines.

Minéraux:

- Le corps a besoin de différents niveaux de minéraux, qui sont des nutriments inorganiques, pour une variété de processus, y compris la santé des os, l'équilibre des fluides et la fonction des neurones.

- Calcium, magnésium, phosphore, sodium, potassium et chlorure sont des minéraux importants.

- Le fer, le zinc, le cuivre, le sélénium et l'iode sont des exemples de traces de minéraux qui sont nécessaires en petites quantités.

- Enzymes, hormones et autres activités biologiques ont besoin de minéraux pour fonctionner correctement.

- De nombreux aliments, tels que les produits laitiers, les noix, les graines, les légumes à feuilles et les viandes maigres, contiennent des minéraux.

Antioxydants:

Les antioxydants sont des substances qui aident à défendre le corps contre le stress oxydatif, qui peut endommager les cellules et jouer un rôle dans un certain nombre de problèmes de santé, y compris le vieillissement et les maladies chroniques.

Ils fonctionnent en éliminant les produits chimiques dangereux appelés radicaux libres, qui sont produits lors d'activités métaboliques typiques et de l'exposition à des éléments environnementaux tels que les rayonnements et la pollution.

Les vitamines C et E, le bêta-carotène *(un précurseur de la vitamine A)*, le sélénium et divers phytochimiques présents dans les fruits, les légumes et d'autres régimes à base de plantes sont des exemples d'antioxydants courants.

Les maladies chroniques, y compris le cancer, les maladies cardiaques et les troubles neurologiques ont une probabilité plus faible de développer chez ceux qui consomment des antioxydants.

Sources alimentaires : Les fruits et légumes colorés, les noix, les graines, les céréales entières et certains types de thé sont tous des sources riches d'antioxydants.

Pour la santé générale, maintenez un régime alimentaire équilibré et diversifié qui contient une grande variété de vitamines, de minéraux et d'antioxydants. Cela peut aider à éviter les carences nutritionnelles et à réduire le risque de développer des maladies chroniques.

Consultez un spécialiste médical ou un diététicien qualifié pour obtenir des conseils individualisés sur la façon de satisfaire vos besoins nutritionnels si vous avez des problèmes alimentaires ou des problèmes médicaux particuliers.

Acides gras Oméga-3

Une classe de graisses polyinsaturées connues sous le nom d'acides gras oméga-3 sont cruciaux pour le maintien d'une bonne santé chez les personnes. Parce qu'ils ont un double lien trois atomes de carbone loin de l'extrémité méthyle de la chaîne des acides gras, ils sont connus sous le nom d'acides gras oméga-3".

Ces acides gras ont été liés à de multiples avantages pour la santé et sont essentiels pour de nombreuses fonctions physiologiques.

Les acides gras oméga-3 sont répartis en trois catégories principales :

L'acide gras oméga-3 à base végétale alpha-linolénique (ALA) peut être trouvé dans les graines de lin, les semences de chia, les noix et les grains de chanvre. Parce que le corps humain ne peut pas le synthétiser et doit l'obtenir à partir de sources alimentaires, il est considéré comme un acide gras essentiel.

Acide eicosapentaénoïque (EPA): Le saumon, le macarons, les sardines et la truite sont quelques exemples de poissons gras d'eau froide riches en EPA. Il a une réputation pour être anti-inflammatoire et est souvent lié à la santé cardiovasculaire.

L'acide docosahexaénoïque (DHA) est un acide gras qui est également présent dans les poissons gras, en particulier dans des concentrations élevées dans le saumon et le thon. Il est un élément anatomique important du cerveau et est essentiel à la fois pour la santé oculaire et la fonction cognitive.

Plusieurs facteurs rendent les acides gras oméga-3 cruciaux:

Santé cardiaque: Des études ont montré que les acides gras oméga-3, en particulier l'EPA et le DHA, diminuent la pression artérielle, réduisent les triglycérides et améliorent les profils de cholestérol, ce qui réduit le risque de maladies cardiaques. Sur les artères sanguines, ils ont également des propriétés anti-inflammatoires.

Le DHA est une partie cruciale des membranes qui régissent les cellules cérébrales et il est crucial pour la croissance et le fonctionnement du cerveau. Les acides gras oméga-3 peuvent stimuler la fonction cognitive et avoir des effets positifs sur les maladies comme la maladie d'Alzheimer et la dépression.

Santé des yeux: Le DHA, qui est essentiel pour maintenir une excellente vision et éviter les maladies oculaires, est présent en grande quantité dans la rétine de l'œil.

Inflammation: Les soins, y compris l'arthrite et les maladies inflammatoires de l'intestin, peuvent bénéficier des propriétés anti-inflammatoires des oméga-3, ce qui peut aider à réduire l'inflammation dans le corps.

Humeur et santé mentale: Selon certaines études, les troubles de l'humeur, y compris la tristesse et l'anxiété, peuvent être positivement affectés par les acides gras oméga-3.

Santé articulaire: Dans des situations telles que la polyarthrite rhumatoïde, les acides gras oméga-3 peuvent aider à réduire l'inconfort et la raideur des articulations.

Vous pouvez augmenter la quantité d'acides gras oméga-3 dans votre alimentation en incluant des poissons gras dans vos repas, en mangeant des aliments riches en ALA comme les graines de lin et les noix ou en prenant des suppléments d'oméga-3, si votre médecin les conseille.

CHAPITRE 9 : Aliments pour une peau rayonnante

Fruits et légumes pour la peau

Une alimentation équilibrée pleine de fruits et de légumes peut vous aider à avoir une peau belle et saine. Ces aliments sont bourrés d'antioxydants, de vitamines, de minéraux et d'autres éléments qui soutiennent une peau saine.

Voici quelques aliments à ajouter à votre alimentation qui sont bons pour votre peau:

Les baies: Les antioxydants contenus dans les baies comme les myrtilles, les fraises et les framboises aident à protéger la peau des dommages causés par les radicaux libres. En outre, ils sont abondants en vitamine C, ce qui favorise la création de collagène.

Les agrumes, comme les oranges, les pommes de terre et les citrons, sont riches en vitamine C, ce qui encourage la création de collagène et aide à la restauration de la peau.

Avocado: L'avocado est une source fantastique de vitamine E et de bonnes graisses. Ces nutriments peuvent réduire l'apparition des rides tout en aidant à garder la peau hydratée.

Les légumes verts comme les épinards et le chou sont riches en vitamines A et C, qui sont essentielles pour une peau saine. En outre, ils contiennent de la lutéine et de la zéaxanthine, qui protègent la peau contre la détérioration UV.

Carottes: Le bêta-carotène, que le corps convertit en vitamine A, est abondant dans les carottes. La vitamine A est essentielle pour réparer les tissus et maintenir une peau saine.

Tomates : Le lycopène, un antioxydant qui aide à protéger la peau des rayons UV et réduit le risque de brûlures solaires, est abondant dans les tomates.

Les pommes de terre sucrées sont une excellente source de vitamine A et de bêta-carotène, qui aident à maintenir une bonne peau et peuvent même donner à votre peau une lueur saine.

Papaya: Papaya comprend des enzymes comme la papaïne qui peuvent aider à l'exfoliation de la peau et encourager une forme plus lisse. Les vitamines A et C sont également abondantes.

Le concombre : Les concombres contiennent beaucoup d'eau, ce qui maintient la peau hydratée. Ils contiennent également du silicium, qui favorise la formation de collagène.

Les poivrons de Bell, en particulier les types rouge et jaune, sont riches en bêta-carotène et en vitamine C, qui sont tous deux bons pour la santé de la peau.

Brocoli : Le sulforaphane, qui a été démontré pour avoir des qualités anti-âge et de protection de la peau, est abondant dans le brocoli et est également une bonne source de vitamines C, K, et A.

Grenade: Les grenades sont pleines d'antioxydants et de polyphénols qui peuvent protéger la peau des dommages du soleil et aider à améliorer la texture de la peau.

Melon: En raison de sa teneur élevée en eau et de la présence de vitamines A et C, qui favorisent une bonne peau, le melon est hydratant.

Kiwi: Le kiwi est une source fantastique de vitamines C et E, qui favorisent la synthèse du collagène et une peau saine.

Amandes: Les amandes sont riches en vitamine E et de bonnes graisses qui aident à garder la peau hydratée et à la protéger des dommages des rayons UV.

Pour obtenir et maintenir une peau brillante, gardez à l'esprit qu'une alimentation équilibrée riche en fruits et légumes est essentielle.

Protéines maigres pour la santé de la peau

Les protéines maigres sont essentielles pour la santé de la peau, car elles contribuent à la production, à la réparation et à l'entretien du collagène.

Le collagène, qui se trouve dans le poulet, le cochon, le poisson et les coupes maigres de bétail, aide à garder la peau serrée et élastique, réduisant l'apparition de lignes fines et de rides.

La protéine est également essentielle pour la capacité du corps à réparer les blessures et à restaurer les tissus endommagés.

Les acides gras oméga-3, trouvés dans certaines sources de protéines maigres comme le saumon, le macarons et les sardines, ont des propriétés anti-inflammatoires et antioxydantes, réduisant l'inflammation et protégeant la peau des dommages oxydatifs.

Les protéines maigres aident également à stabiliser les niveaux de sucre dans le sang, limitant les pics d'insuline et réduisant le risque de maladies de la peau comme l'acné et les éclaboussures.

L'inflammation prolongée est liée à des maladies de la peau telles que le psoriasis, l'eczéma et l'acné, les protéines maigres peuvent également réduire l'inflammation, favorisant une peau plus propre et plus saine.

Une bonne hydratation est essentielle pour maintenir l'humidité de la peau et éviter la sécheresse et la flatulence. Une alimentation équilibrée riche en vitamines, minéraux et antioxydants est essentielle pour atteindre une santé optimale de la peau.

L'eau : l'hydratation ultime de la peau

En fait, l'eau est souvent considérée comme le meilleur hydratant pour la peau. Étant donné qu'il maintient votre peau lisse, souple et fonctionnant correctement, l'hydratation est essentielle pour maintenir une peau saine. C'est la raison pour laquelle l'eau est nécessaire pour hydrater la peau:

Rétention d'humidité: La peau est composée de cellules, et pour que ces cellules fonctionnent au mieux, l'eau est nécessaire. Les cellules de la peau peuvent conserver leur forme et leur structure en buvant suffisamment d'eau, ce qui aide à les empêcher de devenir sèche et floue.

Élasticité et fluidité: Une bonne hydratation aide la peau à être élastique et fluide. La peau qui est bien hydratée a l'air plus jeune et plus pleine et est moins susceptible d'éclaboussures et de rides.

Fonction de barrière: L'eau est cruciale pour préserver l'intégrité de la barrière protectrice que la peau agit comme. Une barrière de la peau bien hydratée fait un meilleur travail pour maintenir l'humidité dans et les choses dangereuses à l'extérieur.

Guérison et réparation: La peau hydratée est meilleure en auto-réparation. Lorsqu'il a une alimentation adéquate d'humidité, il peut guérir de petites blessures comme des coupures ou des rayures plus rapidement et avec moins de cicatrisation.

Même tonus de la peau: Une hydratation adéquate peut aider à équilibrer le tonus cutané en réduisant l'apparition de rougeurs et de tâches. En outre, il pourrait réduire la visibilité des taches sombres et des imperfections.

Prévention de la sécheresse et de l'irritation: La peau sèche, démangeaison et irritée est plus fréquente chez les personnes ayant la peau déshydratée. Ces problèmes peuvent être évités en consommant suffisamment d'eau et en utilisant des produits hydratés pour la peau.

Problèmes de peau: La sécheresse et la déshydratation peuvent aggraver un certain nombre de problèmes de peau, y compris l'eczéma et le psoriasis. Les signes de ces troubles peuvent être contrôlés en gardant la peau bien hydratée. Bien que l'eau potable soit indiscutablement nécessaire pour hydrater la peau, il est crucial de se rappeler que le maintien de l'hydratation nécessite à la fois des facteurs externes et internes :

Hydratation externe: En utilisant des hydratants et d'autres produits hydratant de soin de la peau, vous pouvez aider la barrière cutanée à retenir l'humidité.

Hydratation interne: Il est essentiel de consommer suffisamment d'eau pour garder votre corps - y compris votre peau - bien hydraté. Pour maintenir la santé de la peau, essayez de boire suffisamment d'eau chaque jour.

L'eau est le meilleur hydratant pour la peau car elle est essentielle pour préserver l'état, l'hydratation et l'apparence générale de la peau.

CHAPITRE 10 : Le régime fait et ne fait pas

Aliments à inclure dans votre alimentation

Les repas suivants peuvent vous aider à avoir une peau plus belle:

Les fruits et légumes sont riches en vitamines, minéraux et antioxydants, qui aident à protéger votre peau contre les dommages que les radicaux libres peuvent faire. Choisissez des variétés colorées comme les carottes, les baies, des oranges, de l'épinard et du chou.

Poisson gras : Les acides gras oméga-3 sont abondants dans les poissons gras, y compris les sardines, les macarons et le saumon. Ces graisses bénéfiques soutiennent la barrière lipidique de la peau, en préservant son humidité et en réduisant l'inflammation.

Les noix et les graines sont de merveilleuses sources de vitamines, de minéraux et de graisses saines. Certains exemples sont les amandes, les noix, les graines de lin et les grains de chia. Ils peuvent aider à réduire l'inflammation et à promouvoir une peau saine.

Céréales complètes : Les glucides complexes, qui se trouvent dans les grains entiers comme le riz brun, le quinoa et l'avoine, aident à contrôler les niveaux de sucre dans le sang. Maintenir un taux de sucre dans le sang stable est crucial car il pourrait aider avec les problèmes de la peau.

Thé vert: Le thé vert est plein de catéchines, qui sont anti-inflammatoires et antioxydants qui aident à prévenir les dommages à la peau. En outre, il pourrait aider à prévenir le cancer de la peau.

Avocado: La peau est nourrie et hydratée par les lipides nutritifs de l'avocado, les vitamines *(en particulier la vitamine E)* et les antioxydants.

Tomates : Le lycopène, un antioxydant qui peut aider à protéger votre peau contre les rayons UV et à soutenir une peau saine, est abondant dans les tomates.

Les pommes de terre sucrées: Le corps transforme le bêta-carotène, qui est abondant dans la pomme de terre douce, en vitamine A. Cette vitamine soutient la santé de la peau et la maintient souple.

Protéines: Les acides aminés nécessaires à la formation du collagène, qui donnent à la peau sa fermeté et sa souplesse, se trouvent dans des formes maigres de protéines telles que le poulet, la poule, le tofu et les légumineuses.

Eau: Il est important de rester hydraté pour une peau saine. L'eau maintient votre peau hydratée et lumineuse tout en aidant à éliminer les toxines du corps.

Fruits et baies: Les fruits riches en antioxydants, tels que les myrtilles, les fraises et les baies noires, aident à combattre les radicaux libres et à soutenir une peau jeune.

Chocolat noir: Le chocolat noir avec une teneur élevée en cacao *(70 pour cent ou plus)* contient des antioxydants et des flavonoïdes qui, lorsqu'ils sont consommés avec modération, peuvent améliorer l'hydratation de la peau et la protéger des dommages causés par les rayons UV.

Un régime alimentaire équilibré est important et les aliments riches en sucre, en aliments transformés et en consommation excessive d'alcool doivent être évités ou limités car ils pourraient aggraver les problèmes de peau.

Les aliments à éviter pour la peau claire

Afin d'obtenir une peau propre, certains aliments qui sont souvent associés à des problèmes de peau doivent être pris avec modération ou évités. Les aliments suivants doivent être limités ou évités:

Sucre: Consommer trop de sucre peut augmenter les niveaux d'insuline et provoquer une inflammation, ce qui peut aggraver l'acné et d'autres conditions de la peau. Il est recommandé de consommer des aliments et des boissons sucrés avec modération, y compris le soda, les bonbons et les pâtisseries.

Lait: Le lait en particulier est lié à l'acné chez certaines personnes qui consomment des produits laitiers. On pense que les facteurs de croissance et les hormones des produits laitiers en sont responsables. Vous pouvez penser à réduire les produits laitiers si vous pensez qu'ils nuisent à votre peau.

Aliments glycémiques élevés: Les aliments avec un indice glycémique élevé *(GI)* peuvent soudainement augmenter les niveaux de sucre dans le sang, ce qui peut entraîner l'acné. Le pain blanc, les spaghettis, les céréales sucrées et les pommes de terre sont quelques exemples. Choisissez plutôt des glucides complexes et des grains sains.

Les repas frits et grasses peuvent causer une peau grasse et des pores bloqués, tout comme les régimes riches en graisses nocives et les aliments frits. Votre peau peut paraître mieux si vous consommez moins de repas fruits, de fast-food et de collations transformées.

Les graisses saturées et trans: Ces graisses peuvent aggraver les troubles de la peau comme l'acné en favorisant l'inflammation. Réduisez votre consommation d'aliments contenant des huiles hydrogénées, des viandes transformées et de la viande rouge.

Aliments salés: Consommer trop de sel peut provoquer une rétention d'eau et un gonflement, ce qui rendra votre peau moins claire et jeune. Les repas transformés et les collations riches en sel ne doivent être prises que occasionnellement.

Alcool: Boire trop d'alcool peut sécher la peau, ce qui la rend ennuyeuse et peut aggraver les troubles de la peau existants. Consommer modérément de l'alcool et boire beaucoup d'eau pour rester hydraté.

La caféine: alors que des quantités modestes sont généralement OK, trop de caféine peut sécher la peau.

Assurez-vous de boire suffisamment d'eau en plus de la quantité recommandée de caféine.

Repas épicés: Les personnes ayant une peau sensible peuvent ressentir une rougeur et une irritation des repas épicés car ils peuvent élargir les vaisseaux sanguins et provoquer une inflammation.

Conservateurs et additifs artificiels: Les aliments transformés comprennent souvent des conservateurs et des adjuvants artificiels, qui dans certains individus peuvent causer des réactions allergiques ou des sensibilités de la peau. Lorsque possible, choisissez des aliments frais et entiers.

Le lien entre la nutrition et la santé de la peau est complexe et peut varier d'une personne à l'autre, malgré le fait que certains aliments peuvent avoir un effet sur la peau de certaines personnes.

Le rôle du sucre et des produits laitiers

Le lait et le sucre ont tous deux une influence sur la peau, bien que chaque individu ressentira ces effets différemment. Leurs fonctions dans le soin de la peau sont décomposées comme suit:

Sucre:

Acné: L'apport élevé en sucre, en particulier à partir de repas transformés, de boissons sucrées et de sucreries, peut entraîner une augmentation des niveaux de sucre dans le sang. En conséquence, l'insuline et le facteur de croissance de type insuline 1 *(IGF-1)* peuvent être libérés, qui peuvent tous deux aider à l'apparition de l'acné.

Les aliments ayant un indice glycémique élevé peuvent être particulièrement nocifs. L'inflammation chronique est liée à un certain nombre de problèmes de peau, y compris la rougeur, le gonflement et la décomposition du collagène et de l'élastine, ce qui peut accélérer le processus de vieillissement. Le sucre peut déclencher une inflammation dans le corps.

Glycation: Une consommation excessive de sucre peut entraîner une glycation, un processus dans lequel les molécules de sucre se lient à des protéines comme le collagène et l'élastine et les rendent rigides et moins fonctionnelles. Cela peut provoquer une chute de la peau et des rides.

Produits laitiers:

Acné: La consommation de produits laitiers peut aggraver les épidémies d'acné chez ceux qui sont sensibles à la substance. On suppose que les hormones contenues dans le lait, telles que le facteur de croissance semblable à l'insuline 1 *(IGF-1)* et les androgènes, peuvent contribuer à une augmentation de la production d'huile et à un blocage des pores. Cependant, les processus exacts ne sont pas entièrement connus.

En raison de l'intolérance au lactose ou d'une sensibilité aux protéines laitières, les produits laitiers peuvent potentiellement exacerber l'inflammation chez certains individus. La rosacée et l'eczéma sont deux troubles de la peau que l'inflammation peut aggraver.

Hormones: Les produits laitiers commerciaux comprennent souvent des hormones qui peuvent perturber votre propre équilibre hormonal, comme l'hormone de croissance bovine synthétique *(rBGH)* et les hormones naturelles. Les maladies de la peau comme l'acné peuvent être causées par des anomalies hormonales.

Tout le monde ne réagira pas de la même façon aux produits laitiers et au sucre. La génétique, les habitudes alimentaires générales et les choix de style de vie ont tous un grand impact sur la santé de la peau et certains individus peuvent être plus sensibles à ces variables que d'autres.

Si vous pensez que les produits laitiers et/ou le sucre ont un impact sur votre peau, vous voudrez peut-être essayer de les couper de votre alimentation et de voir comment votre peau réagit.

CHAPITRE 11 : Facteurs du mode de vie

Gestion du stress

Le stress peut avoir une grande influence sur la santé et l'apparence de votre peau, de sorte que les soins de la peau et la gestion du stress sont étroitement liés.

Votre corps produit des produits chimiques de stress comme le cortisol lorsque vous êtes sous stress, ce qui peut causer un certain nombre de maladies de la peau. D'autre part, en favorisant un sentiment de soin et de relaxation, prendre soin de votre peau peut également aider à réduire le stress.

Pour intégrer la réduction du stress dans votre routine de soin de la peau, créez un rituel paisible avec des routines de soins de la pelle attentives, en utilisant un nettoyant doux qui n'élimine pas les huiles naturelles de votre peau et en employant un hydratant adapté à votre type de peau pour hydrater correctement votre peau.

Utilisez une crème solaire tous les jours, même à l'intérieur, pour prévenir les dommages causés par le soleil et aggraver les problèmes de peau liés au stress. Une alimentation équilibrée riche en antioxydants, en vitamines et en minéraux peut favoriser une bonne peau et améliorer la capacité de votre corps à gérer le stress.

L'exercice régulier peut réduire le stress en stimulant la production d'endorphines, qui sont des boosters d'humeur à base biologique. La transpiration induite par l'exercice peut également aider à nettoyer les pores, créant une meilleure peau.

Assurer un sommeil suffisant pour empêcher les niveaux de stress d'augmenter, ce qui peut provoquer des cercles sombres sous les yeux et l'acné.

Incorporer **des activités de réduction** du stress comme le yoga, la respiration profonde, la méditation ou la pleine conscience dans votre routine quotidienne pour réduire les niveaux de cortisol et améliorer l'état de la peau. Limiter votre consommation de café et d'alcool, car ils peuvent sécher votre peau et aggraver le stress. Cherchez de l'aide d'un spécialiste si vous avez l'eczéma ou l'acné et que vous éprouvez un stress persistant.

Restez hydraté en buvant suffisamment d'eau tout au long de la journée, réduisez les irritations de la peau en choisissant des produits propres à la peau et incorporez des pratiques d'auto-soin dans votre routine quotidienne, comme prendre des bains relaxants, utiliser des masques pour le visage apaisants ou avoir un massage.

Impact du stress sur la peau

Le stress peut avoir des effets graves à long terme et à court terme sur la peau, causant divers problèmes de santé. Le stress peut provoquer l'acné, l'eczéma, le psoriasis, le vieillissement prématuré, la déshydratation, la sécheresse, les réactions allergiques de la peau, entravant les processus de guérison normaux du corps et provoquant la perte de cheveux.

Le corps produit plus de cortisol, une hormone du stress, pendant le stress, ce qui peut provoquer la peau à produire de l'huile supplémentaire, qui peut bloquer les pores et provoquer des épidémies d'acné. L'eczéma et le psoriasis peuvent également s'aggraver en raison de l'inflammation accrue, l'irritation et la douleur.

Le stress à long terme peut accélérer le processus de vieillissement de la peau, ce qui entraîne des rides, des lignes fines et des chutes de peau. La déshydratation et la sécheresse peuvent résulter de l'incapacité de la peau à agir comme une barrière, ce qui conduit à une peau déshydratée et sèche.

Les éruptions cutanées liées au stress, telles que la dermatite provoquée par le stress, peuvent également résulter du stress. Le stress peut perturber le flux sanguin vers la peau, ce qui entraîne un visage

ennuyeux et un risque accru de cicatrisation et d'infection.
La perte de cheveux, y compris des troubles tels que l'effluvium télogène, peut également se produire en raison du stress.

Notez que chaque individu a une association différente entre le stress et la santé de la peau et les méthodes de réduction du stress comme les pratiques de conscience, les exercices de relaxation et le sommeil adéquat peuvent aider à atténuer les effets négatifs du stress sur la peau.

Techniques de réduction du stress

Vous pouvez essayer les excellentes méthodes de réduction du stress suivantes:

La respiration profonde peut aider votre système nerveux à devenir plus à l'aise. Essayez la technique de respiration 4-7-8 : inhalez pendant quatre comptes, retenez pendant sept, puis relâchez huit.

Relaxation musculaire progressive: Contrat et ensuite libérer chaque muscle dans votre corps, travaillant votre chemin de vos orteils à votre tête. Le stress physique peut être soulagé de cette façon.

Méditation pour la conscience: La conscience implique de prêter attention à la situation à portée de main sans passer le jugement. En favorisant une plus grande conscience de soi, la méditation peut vous aider à gérer le stress.

Yoga: Le yoga combine les postures physiques avec les techniques de respiration, la méditation et la réduction du stress.

Exercice: Les endorphines, qui sont des boosters d'humeur endogène, sont libérés pendant l'exercice physique. Au fil du temps, l'exercice régulier peut également vous aider à mieux dormir et à vous sentir moins stressé.

Manger sainement: Manger un régime équilibré pourrait vous aider à vous sentir plus heureux et avoir plus d'énergie. Réduisez votre consommation de sucreries et de caféine, ce qui peut augmenter la tension.

Sommeil : Assurez-vous de bien dormir. Créer un environnement de sommeil relaxant, établir un rituel nocturne, et s'abstenir de se livrer à des activités stimulantes juste avant le coucher.

Gestion du temps: Prioriser et organiser vos devoirs pour éviter de se sentir surchargé. Diviser les tâches compliquées en morceaux plus faciles à gérer.

Soutien social : Parler avec des amis et de la famille peut vous aider à vous sentir connecté et soutenu émotionnellement, ce qui aide à réduire le stress.

Limiter le temps d'écran: Passer trop de temps sur Internet, en particulier sur les médias sociaux, peut causer de la tension et de l'anxiété. Pensez à limiter le temps d'écran et à participer à des détox numériques.

Journalage: Écrire vos pensées et vos émotions dans un journal peut vous aider à les digérer et à acquérir une perspective sur des circonstances difficiles.

Rire: Regarder un film drôle, sortir avec des gens qui vous font rire ou participer à des activités agréables.

Techniques de relaxation: Examiner les techniques de relaxation, y compris l'aromathérapie, la visualisation et la musique relaxante.

Définir des limites: Développer la capacité de dire non quand c'est nécessaire et de définir les limites pour protéger votre temps et votre énergie.

Respiration attentive : Prenez de courtes pauses tout au long de la journée pour faire des exercices de respiration attentifs. Passez du temps à vous concentrer sur votre respiration pour vous centrer.

Hobbies et intérêts : Participez aux passions ou aux activités que vous aimez. Cela pourrait apporter de la satisfaction et servir de détournement des pressions.

Assistance professionnelle : Si votre stress est excessif ou persistant, vous voudrez peut-être aller chez un thérapeute ou un conseiller. Ils peuvent fournir des solutions et une assistance adaptées à vos besoins.

Temps dans la nature: Passer du temps dans la nature peut vous aider à vous détendre, que vous fassiez une promenade dans le parc ou une balade dans la forêt.

Pratiquer la gratitude : Réfléchissez souvent aux choses pour lesquelles vous devez être reconnaissant. Cela peut vous aider à détourner votre attention du stress et encourager une perspective positive.

Applications pour la relaxation et le biofeedback: En utilisant ces outils, vous pouvez apprendre à réguler des processus physiologiques comme la fréquence cardiaque et la tension musculaire, ce qui peut vous aider à vous détendre.

Différentes méthodes sont efficaces pour différentes personnes, donc vous devez expérimenter pour déterminer votre propre meilleur. Les plus grands avantages importants pour la réduction du stress peuvent souvent être obtenus en combinant plusieurs traitements.

Sommeil et santé de la peau

Le sommeil joue un rôle crucial dans l'amélioration de la santé de la peau, et pas seulement par le biais de programmes ou de produits de soins de la peau. Le sommeil favorise la réparation et la régénération de la peau, améliore la production de collagène et prévient les dommages causés par les éléments environnementaux tels que les rayonnements UV et les polluants.

Une bonne circulation sanguine dans la peau conduit à une forme plus uniforme, assurant que les cellules de la peau ont les nutriments et l'oxygène nécessaires.

La privation de sommeil peut entraîner des cercles sombres et un gonflement, car les vaisseaux sanguins sous les yeux s'agrandissent et apparaissent dilatés.

La privation chronique de sommeil peut également conduire à un vieillissement accéléré de la peau, provoquant la décomposition des fibres de collagène et d'élastine, ce qui entraîne des rides et des lignes fines.

Le manque de sommeil peut également entraîner des troubles de la peau comme l'acné, car le stress peut provoquer des changements hormonaux qui peuvent aggraver l' acné. Le sommeil est essentiel pour préserver les niveaux d'humidité de la peau, car la peau sèche et sans vie peut résulter d'un manque de sommeil.

La fonction de barrière de la peau est essentielle pour protéger contre les irritants et arrêter la perte d'humidité. Pour améliorer la santé de la peau, passez 7 à 9 heures chaque nuit à bien dormir, établissez une routine de sommeil régulière, créez un rituel somnolent apaisant et utilisez des rideaux d'obscurcissement, une pièce calme et un matelas confortable.

Évitez d'utiliser des écrans avant le coucher pour perturber le cycle sommeil-veille.

L'importance du sommeil de beauté et des conseils d'amélioration de son

La signification du sommeil de beauté:

Soins de la peau: Le sommeil est essentiel pour le renouvellement des cellules de la peau. Le corps produit du collagène lorsque vous dormez profondément, ce qui maintient votre peau souple et jeune. La privation de sommeil peut provoquer un vieillissement prématuré, des rides et une déformation sans vie.

Bien-être physique : Le bien-être corporel dépend d'obtenir suffisamment de sommeil. Il permet au corps de guérir et de se régénérer, ce qui est essentiel pour un certain nombre de processus physiologiques, y compris le fonctionnement du système immunitaire, l'équilibre hormonal et la récupération musculaire.

Le sommeil est nécessaire pour maintenir une santé mentale saine, selon des recherches. Les changements d'humeur, le stress élevé, l'anxiété et la mélancolie peuvent résulter de la privation de sommeil. Une bonne nuit de sommeil aide dans le contrôle émotionnel et améliore la mémoire et les compétences de résolution de problèmes dans le cerveau.

Gestion du poids: Le sommeil est important pour contrôler la faim et le métabolisme. Le manque de sommeil augmente le risque de gain de poids et rend plus difficile de contrôler le poids.

Énergie et productivité : Un sommeil nocturne reposant vous laisse vous sentir renouvelé et prêt à prendre la journée, vous rendant plus productif. Le manque de sommeil peut affecter la capacité de se concentrer, de se focaliser et de travailler efficacement.

Conseils pour augmenter le sommeil:

Créer un calendrier: Essayez d'avoir un temps de coucher et de réveil cohérent chaque jour, y compris les week-ends. Cela aide à réguler l'horloge biologique dans votre corps.

Établissez une routine paisible avant de vous coucher en participant à des activités qui vous apaisent avant d'aller au lit, comme la lecture, prendre un bain chaud ou la pratique de la respiration profonde.

Réduire le temps d'écran: La lumière bleue que les ordinateurs, les tablettes et les téléphones génèrent peut perturber votre sommeil. Au moins une heure avant la nuit, éloignez-vous des appareils.

Faites de votre chambre sombre, calme et à une température agréable pour promouvoir un sommeil reposant. Un matelas de qualité et un ensemble de coussins peuvent également avoir un grand impact.

Surveillez votre alimentation: Éloignez-vous du café, de l'alcool et des gros repas juste avant la nuit. Ces produits chimiques peuvent interférer avec les cycles du sommeil.

Obtenir l'exercice régulier: Exercices réguliers peuvent vous aider à mieux dormir. Tentez d'éviter de faire une activité vigoureuse juste avant le coucher, cependant.

Gérer le stress : Pour calmer vos pensées avant le coucher, essayez des exercices de réduction du stress comme la relaxation musculaire progressive, le yoga ou la méditation.

Limiter les siestes est important parce qu'elles peuvent perturber le sommeil nocturne, même si des siestes rapides peuvent être rajeunissantes. Si vous devez vous endormir, limitez-le à pas plus de 30 minutes.

Limiter la consommation de liquide avant le coucher: limiter l'apport en liquide dans les heures précédant le couchage pour réduire les réveils nocturnes pour les pauses de toilette.

Si vous avez souvent du mal à vous endormir, **parlez-en à un médecin ou à un spécialiste** du sommeil. Une thérapie spécialisée peut être nécessaire pour les problèmes de sommeil, y compris l'insomnie ou l'apnée du sommeil lentement.

Le sommeil de beauté est essentiel à la santé globale et n'est pas seulement une notion à des fins esthétiques. Vous pouvez profiter d'une variété d'avantages physiques, mentaux et émotionnels en priorisant et en améliorant la qualité de votre sommeil, ce qui contribue à une existence meilleure et plus heureuse.

Exercice pour une complexion saine et comment il bénéficie à la peau

La santé de votre peau en général et votre apparence physique en particulier peuvent être fortement influencés par l'exercice. Les exercices suivants sont bons pour votre peau et aident à promouvoir une peau plus saine:

Exercices pour le cœur:

Avantages : Les exercices cardio comme le jogging, le vélo et la natation améliorent la circulation sanguine, ce qui aide les cellules de la peau à obtenir plus d'oxygène et de nutriments. Cela aide à éliminer les déchets et les polluants.

L'amélioration de la circulation sanguine donne à votre peau une lueur saine, encourage la synthèse du collagène et aide à la régénération cellulaire, réduisant les signes du vieillissement.

Yoga :

Avantages: Le yoga réduit le stress, ce qui peut entraîner des affections cutanées telles que l'eczéma et l'acné. Il améliore également la posture et la flexibilité.

La réduction du stress peut entraîner moins de ruptures et une forme plus uniforme, ce qui est bénéfique pour la peau. Les rides provoquées par la chute de la peau peuvent être évitées en améliorant la posture.

Exercice pour la force:

Avantages: Les séances d'entraînement de résistance, telles que les exercices de poids corporel ou le soulèvement des poids, améliorent la croissance musculaire et accélèrent le métabolisme.

Un métabolisme plus élevé peut aider à maintenir un poids sain et réduire la probabilité de développer des troubles de la peau comme la cellulite. Votre peau peut sembler plus ferme si vos muscles sont en meilleure forme.

Exercices de mouvement du visage:

Avantages : Des séances d'entraînement spécifiques pour le visage peuvent améliorer la circulation du visage et le tonus des muscles faciales.

Comment il améliore la peau: Augmenter le flux sanguin vers le visage avec des séances d'entraînement du visage peut entraîner un look plus jeune, moins de gonflement, et améliorer la légèreté de la peau.

Respirer profondément:

Avantages : Les techniques de respiration profonde aident à améliorer la fonction pulmonaire, à réduire les niveaux de stress et à calmer l'esprit.

Comment cela aide votre peau: Moins de stress peut entraîner moins de cortisol, ce qui peut vous aider à avoir une peau plus claire et moins de ruptures.

Correction de la posture:

Avantages: Une bonne posture peut aider à prévenir les affections de la peau causées par les frictions ou la pression, telles que l'acné mécanique *(une condition de la peau provoquée par la pression)*.

Avoir une posture adéquate peut aider votre peau en réduisant votre risque de rupture et d'irritation de la peau sur votre poitrine et le dos.

Exercice et hydratation:

Avantages: Prévenir la déshydratation et garder votre peau hydratée en buvant de l'eau avant, pendant et après l'exercice.

Comment il améliore la peau: Une hydratation adéquate soutient la préservation de l'élasticité de la peau et une peau radiante et saine.

L'exercice régulier peut améliorer votre physique en stimulant la formation de collagène, en abaissant les niveaux de stress et en améliorant la circulation sanguine.

Pour obtenir les meilleurs résultats dans l'obtention et la préservation d'une peau saine et brillante, combinez l'exercice avec un régime alimentaire équilibré, une hydratation suffisante et un programme de soins de la peau.

CHAPITRE 12: Soins de la peau naturels et DIY

Recettes de soins de la peau maison

Faire vos propres produits de soins de la peau à la maison peut être une méthode bon marché et agréable pour prendre soin de votre peau. La peau de chacun est unique, il est donc essentiel de se rappeler que ce qui fonctionne pour une personne peut ne pas fonctionner pour une autre.

Faites toujours un petit test de patch de peau avant d'utiliser des nouveaux ingrédients ou des recettes pour être sûr que vous n'aurez pas d'effets secondaires négatifs.

Les recettes de soin de la peau DIY suivantes peuvent être utilisées pour une variété de choses:

Nettoyeurs :

Nettoyant du miel: Combiner le miel et l'huile de noix de coco dans une proportion égale. Après avoir massé votre visage, rincez avec de l'eau tiède.

Nettoyant Muesli : Faites une pâte d'avoine et d'eau. Rincer après avoir fait un massage doux sur votre visage.

Exfoliants:

Pour faire un scrub, combiner le sucre *(blanc ou brun)* avec de l'huile d'olive ou du miel. Après avoir donné à votre peau un massage doux, rincer.

Scraper du café: Combiner le yaourt ou l'huile de noix de coco avec des moulins à café. Après avoir appliqué dans un mouvement circulaire, rincer.

Masques :

Appliquez une mashed-up avocat mûr à votre visage pour un masque d'avocat. Rincer après 15 à 20 minutes d'application.

Masque de yaourt et de miel : comme masque, combiner le yogourt et le miel en quantité égale. Après 15 à 20 minutes, rincer.

Masque de curcuma: Le yaourt, le curcume et le miel sont combinés pour faire un masque de courgette. Rincer après 10-15 minutes *(Attention : le curcuma peut temporairement décolorer votre peau).*

Appliquez une banane mashed-up sur votre visage pour un masque. Rincer après 15 à 20 minutes d'application.

Tonneur:

Toner de vinaigre de cidre de pomme: Combiner l'eau et l'ail en quantités égales. Après le nettoyage, utilisez une boule de coton pour appliquer le toner. Si c'est trop puissant pour votre peau, diluez-le.

Humidificateurs:

Huile de noix de coco Moisturiser: En tant qu'humidificateur, utilisez l'huile de kokos avec précaution. Particulièrement bénéfique pour la peau sèche.

Aloe Vera Gel : Utilisez un gel d'aloe vera pur pour hydrater votre visage. Il hydrate et calme.
Sérums:

Le gel d'aloe vera ou l'eau peut être ajouté à la vitamine C en poudre pour faire un sérum. Pour augmenter la formation de collagène et éclaircir votre peau, appuyez un peu sur votre visage.

Protection solaire:

Zinc Oxide Sunscreen: Pour faire une crème solaire naturelle, combiner la poudre d'oxyde de zinc et un hydratant.

Le nettoyage des lèvres:

Pour faire un scrub pour les lèvres, combiner le sucre brun avec du miel ou de l'huile de noix de coco. Utilisez-le pour exfolier doucement vos lèvres.

Lotion pour les yeux:

Appliquer une petite quantité de gel de concombre et d'aloe vera mélangé ensemble à la zone autour de vos yeux pour minimiser le gonflement.

Masques pour lutter contre l'acné:

Masque d'argile : Pour faire une pâte, utilisez de la bentonite ou de la choline avec de l'eau ou du vinaigre de cidre de pomme. Rincer après l'application sur les taches et laissez-le s'asseoir jusqu'à ce qu'il sèche.

Brouillard de visage hydratant:

Rosewater and Glycerin Mist: Dans une bouteille de pulvérisation, combiner l'eau de rose et la glycérine en parts égales. Utilisez-le comme un spray de refroidissement pour hydrater votre peau tout au long de la journée.

Mesures de réduction de l'âge:

Brasser le thé vert et laisser refroidir pour être utilisé comme toner. Pour un effet de refroidissement et anti-âge, utilisez-le comme toner ou le congelez dans des récipients en cubes de glace pour appliquer sur votre visage.

Appliquer de l'huile de vitamine E directement sur les zones avec des lignes fines ou des rides en pointant la capsule de Vitamine E.

Écrasement du corps:

Scrape du corps de sucre de citron: Pour faire un scrub de corps revitalisant, combiner le sucre, le jus de citron et l'huile d'olive.

Pieds de plongée:

Epsom Foot Soak de sel: Pour soulager la douleur et adoucir la peau, dissoudre le sel d'Epsom dans de l'eau tiède et tremper les pieds.

Masque pour cheveux:

Masque pour cheveux au miel et à l'huile de noix de coco: Combiner les deux ingrédients et appliquer le masque sur vos cheveux. 30 minutes devraient passer avant le shampooing.

Lotion pour les mains:

Faites fondre le beurre de shea et combinez-le avec quelques gouttes de votre huile essentielle préférée pour faire de la crème à la main. Utilisez-le comme une crème nourrissante pour les mains après l'avoir laissé s'installer.

Spray de lavande pour oreillers:

Lavender Pillow Spray: Dans une bouteille de pulvérisation, combiner de l'eau et quelques gouttes d'huile essentielle de lavande. Avant de vous coucher, rincez votre oreiller avec un aide-sommeil relaxant.

Crème pour les étirements:

Mélanger le beurre de cacao et ajouter quelques gouttes d'huile de vitamine E pour créer une crème. Pour les zones susceptibles d'étirer les marques, utilisez ce mélange.

Toujours faire preuve de prudence en utilisant des huiles essentielles car elles peuvent être fortes et irritantes pour certaines personnes. Pour éviter la détérioration et conserver l'efficacité de ces articles fabriqués, un stockage minutieux est également crucial.

Enfin mais pas moins, n'oubliez pas que même si les recettes de soin de la peau DIY peuvent être utiles pour de nombreuses personnes, elles ne sont pas un substitut pour les conseils de soins de santé de l'expert.

Huiles essentielles populaires pour les soins de la peau

Alors que les huiles essentielles peuvent être un ajout utile à votre régime de beauté, il est crucial de les utiliser correctement et correctement. Les huiles essentielles populaires pour le soin de la peau comprennent les suivantes:

Huile de lavande: Les effets relaxants et apaisants de l'huile de lavande sont bien reconnus. Les brûlures mineures, les éruptions cutanées et la rougeur de la peau peuvent tous être traités avec elle.

Huile d'arbre à thé: L'huile d'arbre à thé est excellente contre l'acné et d'autres problèmes de peau en raison de ses puissants effets antibactériens et anti-inflammatoires.

Huile de frankincense: L'huile de frankincense peut aider à rendre les cicatrices, les lignes fines et les rides semblent moins visibles. En outre, il possède des qualités anti-inflammatoires.

Huile de rose : En raison de sa teneur élevée en vitamines et en antioxydants, cette huile est excellente pour hydrater la peau et minimiser les effets du vieillissement.

Huile de camomille: Les propriétés apaisantes de l'huile de camomille sont bonnes pour la peau sensible ou irritée. L'eczéma et la dermatite sont deux troubles qu'il peut traiter.

Huile de Jojoba: L'huile de jojoba est une huile naturelle qui reflète de près les huiles de notre peau. Pour l'hydratation sans bloquer les pores, c'est une option fantastique.

Huile de Géranium: L'huile de géranium aide à équilibrer la peau huileuse et à fournir un aspect rayonnant.

Huile de graine de carotte: Riche en vitamines et en antioxydants, l'huile à graines de carottes peut aider à tonifier et revitaliser la peau.

Huile de Helichrysum : Cette huile peut être utilisée pour réduire la visibilité des cicatrices et des tâches et est bien connue pour sa capacité à guérir les plaies.

Huile d'Ylang-Ylang: L'huile d' Ylang-ylang est populaire pour son odeur agréable et sa capacité à équilibrer la production d'huiles de la peau.

Huile de rose: L'huile de Rose est bien reconnue pour sa capacité à hydrater et calmer la peau. Il a aussi des effets anti-âge.

Huile de Néroli : Faite à partir de fleurs d'oranger, l'huile de néroli est considérée pour améliorer la souplesse de la peau et minimiser la visibilité des cicatrices.

Avant d'appliquer des huiles essentielles sur votre peau, n'oubliez pas de les diluer avec une huile de Porteur *(comme l'huile de jojoba, de noix de coco ou d'amande)*, car les huiles essentielles non diluées peuvent être extrêmement puissantes et peuvent irriter la peau.

En utilisant une nouvelle huile essentielle, il est conseillé de faire un test de patch sur une petite tache de peau pour être sûr que vous n'aurez pas d'effets secondaires négatifs. En outre, certaines huiles essentielles peuvent augmenter la sensibilité de votre peau à la lumière du soleil, alors faites preuve de prudence et appliquez de la crème solaire comme nécessaire tout en les utilisant tout au long de la journée.

Conclusion: Création de votre plan de soins de la peau personnalisé

Pour obtenir une peau saine et lumineuse, il est essentiel de développer une routine de soin de la peau personnalisée. Cela implique de déterminer votre type de peau, qui peut être normal, mixte, sensible, grasse ou sèche.

Identifiez vos problèmes de peau spécifiques, tels que la sensibilité, la pigmentation, la rougeur, les rides fines, l'acné ou les lignes fines et choisissez les produits appropriés.

Pour nettoyer votre peau, utilisez un nettoyant doux deux fois par jour, le matin et avant de vous coucher. Exfolier 1 à 3 fois par semaine, en utilisant des exfoliants physiques ou chimiques comme des scrubs ou des AHA.

Humidifier votre peau avec un hydratant approprié, même pour la peau grasse. Utilisez un écran solaire à large spectre avec au moins un SPF de protection 30 pour prévenir le vieillissement prématuré et les dommages à la peau.

Incorporer des thérapies ciblées, telles que des sérums ou des traitements conçus pour des conditions de peau individuelles, tels que les sérums de vitamine C pour éclaircir et l'acide hyaluronique pour hydrater.

Utilisez des crèmes pour les yeux spécialement
conçues pour les problèmes oculaires, tels que le
gonflement, les cercles sombres ou les rides fines
autour des yeux.

La nuit, concentrez-vous sur la restauration et la
revitalisation de votre peau avec un hydratant avant le
coucher et envisagez le rétinol ou d'autres traitements
pour vos conditions de peau.

Consultez un dermatologue pour des conseils
spécialisés ou des produits prescrits pour des
conditions telles que l'acné, la rosacée ou
l'hyperpigmentation.

La cohérence est cruciale, donc suivez votre régime de
soin de la peau religieusement et laissez les produits
le temps d'absorber. Patch teste les nouveaux produits
sur une petite zone de la peau pour éviter les réactions
allergiques ou les allergies.

Une bonne alimentation et des décisions de style de
vie sont essentielles pour maintenir une peau saine.
Ajustez votre régime de soin de la peau selon les
besoins en raison des changements saisonniers et du
vieillissement. Cherchez des conseils professionnels
pour une évaluation personnalisée et des conseils si
vous n'êtes pas sûr de votre type de peau, des
problèmes ou des meilleurs produits à utiliser.

Définir des objectifs réalistes et suivre vos progrès

Pour obtenir les résultats que vous voulez et pour garder votre peau saine et belle, il est essentiel de fixer des objectifs raisonnables et de suivre les progrès de votre soin de la peau.

Déterminez quels problèmes de soins de la peau vous avez:

Déterminez d'abord vos problèmes de soins de la peau uniques. Voulez-vous faire face à l'acné, réduire les lignes fines et les rides, équilibrer votre teint de peau ou améliorer la santé générale de votre peau? Vous pouvez établir des objectifs spécifiques en étant conscient de vos principaux problèmes.

Faites vos propres recherches et éducation:

Découvrez les ingrédients et les produits qui peuvent vous aider avec vos problèmes et votre type de peau. Si nécessaire, consultez un dermatologue ou un expert en soins de la peau pour recevoir des suggestions sur mesure.

Définir des objectifs spécifiques et réalistes :

Assurez-vous que vos objectifs pour votre routine de soin de la peau sont SMART – spécifiques, mesurables, réalistes, pertinents et fixes. Un exemple d'objectif SMART pourrait être de "réduire les éruptions d'acné de 50% en trois mois en utilisant une routine de soins de la peau cohérente".

Sélectionnez les ingrédients et produits appropriés:

Choisissez des composants et des produits de soins de la peau qui soutiennent vos objectifs. Par exemple, cherchez des crèmes contenant des composants tels que la vitamine C ou la niacinamide si vous voulez réduire l'hyperpigmentation.

Établir un régime de soins de la peau:

Assurez-vous d'incorporer le nettoyage, l'exfoliation, l'hydratation et la protection UV dans votre régime quotidien et hebdomadaire de soins de la peau. Le secret pour atteindre vos objectifs de soins de la peau est la cohérence.

Commencer un journal de soins de la peau:

Gardez un carnet de notes pour enregistrer votre régime de soins de la peau, y compris les articles que vous utilisez, les étapes que vous suivez et les modifications que vous faites. Suivez les progrès ou les retards dans la santé de votre peau.

Photographier l'avant et l'après:

Prenez des photos de votre développement avant et après. Vous pouvez évaluer les changements de votre peau au fil du temps en utilisant ce graphique visuel.

Soyez patient :

Soyez conscient que les avantages de soins de la peau peuvent ne pas être immédiats. Être patient et adhérer à votre programme peut vous aider à observer les avantages qui peuvent souvent prendre des semaines ou même des mois pour se manifester.

Modifiez votre routine comme nécessaire :

Gardez un œil sur la façon dont votre peau réagit à divers produits et ajustez selon vos besoins. Envisagez d'essayer un autre produit si celui-ci vous irritera ou n'obtiendra pas les résultats que vous voulez.

Consultez un professionnel:

Consultez un dermatologue si vous ne faites pas les améliorations que vous attendez ou si vous avez de graves problèmes de peau. Si nécessaire, ils peuvent fournir des conseils, promouvoir des procédures sophistiquées ou prescrire certaines thérapies.

Maintenir un mode de vie sain:

Gardez à l'esprit que les soins de la peau impliquent plus que de simples produits. Une peau saine est le résultat d'un régime alimentaire équilibré, d'une hydratation adéquate, de l'exercice fréquent et du sommeil reposant. N'oubliez pas d'inclure ces éléments dans votre régime.

Réalisations d'honneur :

Toutes les réalisations en matière de soins de la peau doivent être célébrées. Vous pouvez augmenter votre motivation et maintenir votre engagement envers vos objectifs de soins de la peau en reconnaissant vos progrès.

Avoir un voyage de peau sans défauts en toute sécurité 🍵 🍀.